The
Cueing
큐잉의 모든 것

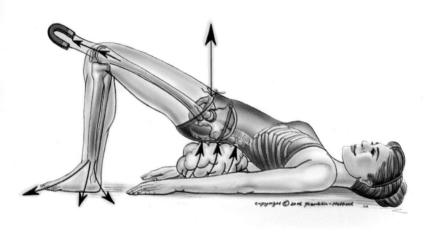

성공적인 요가 · 필라테스 · 댄스 수업을 위한
최고의 큐잉법

지은이 **Eric Franklin** ｜ 옮긴이 **기다은**

큐잉의 모든 것

첫째판 1 쇄 인쇄 | 2023년 10월 30일
첫째판 1 쇄 발행 | 2023년 11월 3일

지 은 이 Eric Franklin
옮 긴 이 기다은
출 판 기 획 임경수
책 임 편 집 김지수
편집디자인 조원배
표지디자인 김재욱
발 행 처 군자출판사(주)
등록 제4-139호(1991. 6. 24)
본사 (10881) **파주출판단지** 경기도 파주시 회동길 338(서패동 474-1)
전화 (031) 943-1888   팩스 (031) 955-9545
홈페이지 | www.koonja.co.kr

For more information on the Franklin Method and
Franklin Method training courses please go to
www.franklinmethod.com
info@franklinmethod.com

ISBN 979-11-7068-070-3 (03510)
정가 20,000원

The Art ● Science of

Cueing
큐잉의 모든 것

차례

서론

이 책은 학생을 잘 가르치고 싶은 모든 움직임 교육자들을 위한 책이다. 경력이 오래된 교육자든 수준 높은 실력의 학생을 가르치는 교육자든 큐잉을 자세히 배워두면 유용하다. 지금까지 만난 교육자 중 큐잉을 전혀 배우지 않고도 잘 하는 분들도 있었다. 큐잉을 잘한다는 건 생각보다 더 까다로운 문제다.

만약 학생들이 더 빠르고, 쉽고, 즐겁게 배우고, 실력이 좋아지는 데 도움이 되는 정보를 제공하는 것이 목표라면, 바로 이 책에서 원하는 내용을 찾을 수 있다. 초보 교육자는 학생의 실력을 높이는 방법을 포괄적으로 이해할 수 있다. 경력이 오래된 교육자는 놓치고 있었던 큐잉의 새로운 가능성을 발견하게 된다.

움직임을 배우는 건 단순히 동작을 연습하는 것 이상이다. 학생들에게 어떻게 하면 실력이 좋아질 것 같냐고 물으면 대부분 '연습'과 '반복'이라고 대답한다. 맞는 말이기는 하다. 요가 수업을 많이 들을수록 요가를 더 잘하게 되고, 필라테스 수업을 많이 들을수록 필라테스를 잘하게 된다. 그런데 만약, 운동을 하다가 어느 순간 엉덩관절이나 어깨, 몸의 특정 부위에 통증이 생긴다면 도대체 뭐가 잘못된 걸까? 요가, 필라테스를 포함한 다른 운동이 건강에 좋다고 해서 항상 좋은 것은 아니다. 운동을 어떻게 배웠는지, 얼마나 효율적이고 기능적으로 연습하는지에 따라 장기적인 성과가 달라진다.

"연습할수록 완벽해진다"라는 이야기를 자주 들었겠지만, "연습할수록 불변의 습관이 된다."는 말이 더 정확하다. 무엇이든 연습할수록 잘하게 된다. 나쁜 자세, 부자연스러운 움직임, 과도한 긴장을 가지고 반복연습하면, 원하지 않는 것들을 더 잘하게 된다. "사용하지 않으면 능력을 잃어버린다"는 말은 "잘 못 사용하면 빠르게 능력을 잃는다"라고 표현할 수도 있다. 즉, 동작의 형태를 배우고, 운동을 꽤 잘하는 것처럼 보일 수는 있지만 동작을 수행하는 과정에 문제가 있었다면, 그 동작은 결국 긴장이나 통증, 심지어 부상이라는 신체상의 문제를 야기할 수 있다.

바로 이런 경우에 효과적인 큐잉이 필요하다. 큐잉에 능숙해지면 학생들이 즉시 동작을 이해하고, 건강한 방식으로 움직일 수 있도록 도울 수 있다. 건강하게 움직일줄 아는학생은 원하는 만큼 오래, 원한다면 평생 원하는 운동을 할 수 있다.

큐잉은 고정된 방식으로 동작을 가르치는 것이 아니어야 한다. 예를 들어 요가의 다운 독(Downward dog) 자세를 할 때도 사람들마다 조금씩 다른 방법으로 하듯 각 개인은 서로 다르기 때문이다. 학생들은 교육자의 큐잉을 엄격하게 따르기보다는 스스로 시도해보고 잘 움직이기 위한 최선의 방법을 찾아내야 한다. 그래서 교육자는 다양한 큐잉을 잘 알고 적재적소에 큐잉을 사용할 수 있어야 한다. 교육자의 역할은 학생에게 끊임없이 무엇을 할지 말하는 게 아니라 학생의 실력과 능력에 따라 동작을 해낼 수 있도록 돕는 것이다. 큐잉은 학생들에게 제대로 된 동작을 억지로 만들게 하기보다는 가장 건강하고 기능적인 움직임 패턴을 찾아내는 능력을 기르게 해준다. 형태와 기능 사이에는 언제나 적절한 균형이 필요하다.

앞으로 우리는 큐잉이란 무엇인지, 큐잉을 할 때 어떤 것들을 고려해야 하는지, 건강한 움직임을 위한 최선의 큐잉을 하는 방법은 무엇인지 대해 배울 것이다. 또, 큐잉을 배우고 나면 더 즐겁고 창의적인 방법으로 가르치는 능력도 길러진다. 자, 이제 시작해보자.

큐잉이란 무엇인가?

큐잉은 성과에 대한 피드백(performance feedback)에 대해 일반적으로 사용되는 용어이다. 다양한 운동 종목과 스포츠, 물리치료와 재활치료, 여러 신체요법에 이르기까지 많은 분야에서 사용된다.

큐잉이란
- 동작의 수행과 관련한 피드백
- 수행 과제와 관련한 지식
- 무엇을 수정해야 할 지에 대한 정보
- 동작의 수행 능력을 향상하고, 수정하고, 개선하기 위해서 다양한 방법으로 전달되는 정보

이 책에서는 "큐잉"과 "피드백"이라는 단어를 같은 의미로 사용한다.

운동 종목에 따라 피드백의 빈도와 유형이 다를 수 있다. 단체 무용수업을 듣는 동안에는 피드백을 전혀 받지 못할 수 있지만, 개인 수업에서는 무조건 피드백을 받는다. 큐잉의 유형도 운동 종목에 따라 다양하다. 요가 수업에서는 호흡, 흐름, 에너지와 관련한 큐잉을 많이 사용하고, 필라테스 수업에서는 코어를 적절하게 사용하는 법을 주로 가르친다. 물론 운동 종목간에 큐잉이 겹치기도 한다.

앞서 이야기했듯, 큐잉의 유형과 전달 방식은 다양하다. 큐잉과 티칭 스킬을 향상하기 위해서는 큐잉에 필요한 내용을 넓은 시야로 보면서 큐잉의 서로 다른 스타일과 요소들을 살펴봐야 한다.

자율적 피드백

자율적 피드백은 움직임과 관련한 경험과 환경에서 비롯한 피드백을 말한다. 학생은 움직일 때 교육자나 지시사항이 없어도 자율적 피드백에 영향을 받는다.

예를 들어, 필라테스 리포머에서 운동을 할 때 스프링의 움직이는 소리를 듣고, 몸에 닿은 기구의 감촉을 느끼고, 주변의 물건들을 볼 수 있다. 아니면 춤을 출 때 다른 무용수들이나 춤추는 공간을 볼 수도 있고, 신발이나 바닥을 느끼고, 주변의 소리를 들을 수도 있다. 이 모든 감각 정보는 운동의 전반적인 효과에 영향을 미치기 때문에 큐잉의 역할을 하는 자율적 피드백이라고 볼 수 있다.

동작하는 동안 내 몸의 감각에 집중할 수도 있지만 멍하니 있을 수도 있다. 잘 아는 동작을 할 때면, 움직이면서 쇼핑 목록을 생각할 수도 있다. 또는 텔레비전을 보거나 잡지를 읽거나, 음악을 들으면서 운동할 수도 있다. 더 잘 움직이도록 동기부여 하는 음악의 역할을 제외하면, 이런 종류의 피드백은 지금 하는 동작의 수행 능력을 개선하는 데에 필요한 정보를 거의 주지 않는다.

운동 과학에 대해 잘 알고 있거나, 연습하고 있는 분야를 가르치는 사람들은 주로 스스로 피드백을 할 수 있다. 반면에 초보자는 건강하지 못한 방법을 연습하면서 나쁜 습관이 더 견고해질 수 있다. 운동을 반복할수록, 잘못된 움직임 패턴이 더 뿌리 깊게 자리 잡는다. 그래서 외부에서 관찰하고 큐잉을 해주는 사람의 존재가 중요하다. 큐잉은 자율적인 피드백과 함께 수행하는 움직임 종류에 경험과 지식이 있는 사람이 주는 피드백이라고 볼 수 있다. 이런 숙련자의 피드백을 받지 못한 초보자는 자율적 피드백이 충분하지 않기 때문에 연습해도 발전이 없다. 외부에서 전문가가 주는 피드백의 또 다른 장점은 움직이기 전과 후 모두 정보를 얻을 수 있다는 것이다.

교육자가 제공해야 하는 큐잉의 기본 내용 중 하나는 동작의 목표이다. 운동의 목적이 복직근을 단련하거나 엉덩관절의 유연성을 높이는 거라면, 학생들이 그 목표를 알아야 한다. 운동은 보통 여러 가지 목표를 가지고 있는데 학생이 이것들을 모두 아는 게 도움이 될 수도 있지만 목표가 너무 많으면 학생을 혼란스럽게 할 수도 있다.

또 다른 기본 큐잉은 동작의 느낌에 집중해서 움직이도록 돕는 것이다. 동작은 자세, 위치, 동작, 속도, 무게중심과 힘을 알아차리는 감각기관을 통해 바뀔 수 있다. 감각기관들은 '고유수용체(proprioceptors)'라고 불린다.

학생들에게 과도한 큐잉으로 부담을 주지 않으려면, '필요성-유용성-즐거움(NUF, Necessary-Useful-Fun) 원칙을 사용하는 것이 좋다. 첫째, 교육자는 현 상황에서 가장 필요하고 중요한 큐잉을 선택한다. 둘째, 주요 큐잉을 어떻게 하면 더 도움이 될지에 집중한다. 셋째, 동작을 더 재미있게 만드는 데 어떤 큐잉이 도움이 될지 고려한다.

동기부여하는 큐잉

큐잉의 기능 중 하나는 학생들에게 동기 부여하는 것이다. 교육자가 학생에게 관심을 주고, 진행 상황을 관찰하고, 유용한 팁을 준다는 것을 학생이 느낄 때 최선을 다하려는 동기가 생길 거라는 이론이다. 따라서 피드백을 더 자주 받는 것이 적게 받거나 아예 받지 않는 것보다 일반적으로 성과 향상에 도움이 된다.

동기부여는 타이밍이 중요하다. 나는 수업을 시작할 때, 오늘 할 동작으로 어떤 이익을 얻을지 간단히 설명해준다. 예를 들면, 줄리아드 수업에서 한 학기 과정을 첫 날에, "자, 오늘이 여러분 생일이라고 생각하고 소원을 빌어보세요. 소원대로 춤이 더 잘 춰질 거예요"라고 말하며 수업을 시작한다.

그리고 학생들은 각자 오늘 수업에서 성취하고 싶은 한 두 가지를 말한다. 학생들은 문제에 초점을 맞추는 경향이 있어서 원하는 것을 부정적인 단어로 말하곤 한다.

- 허리가 더 이상 아프지 않으면 좋겠다.
- 아킬레스건이 아프지 않았으면 좋겠다.
- 윗등이 너무 뻣뻣하다.

이 말들은 모두 사실이거나 주의를 기울일 필요가 있거나, 치료받아야 하는 상황일 수도 있다. 하지만 우리는 집중하는 것을 달성하는 경향이 있기 때문에 학생들이 마음을 스스로 동기 부여하는 데 사용하도록 하려면 문제보다 해결책에 집중하는 것이 중요하다. 학생들에게 '동작할 때 윗 등이 어떻게 느껴지면 좋겠어요?'라고 물으면, 놀랍게도 학생들의 모든 정신적 에너지가 현재의 불행한 상태에 집중되어 있기 때문에 대답하는 데 어려움을 겪는다. 일단 유연하고, 자유롭고, 튼튼하고, 균형 잡힌 등을 가지고 싶다고 이야기하고 나면, '그 일이 가까운 미래에 일어날 수 있다고 믿어요?'라는 질문을 덧붙일 수 있다. 학생들이 얼마나 망설이는지에 따라 현 상황을 바꾸려는 동기가 얼마나 강한지 알 수 있다. 기억해야 할 핵심은 당신이 원하는 것을 반드시 얻는 것은 아니며, 당신이 믿는 것을 얻는다는 것이다. 진실로 일어날 거라고 믿어야 실제로 내 에너지가 그곳에 쓰인다.

교육자는 수업을 시작할 때 '오늘은 더 활력있게 움직이기 위해서 호흡에 집중해봅시다' 와 같은 큐잉을 사용해서 기본적으로 동기부여에 초점을 맞출 수 있다. 한 학기의 수업을 가르치는 경우 수업이 끝날 때 학생들을 칭찬하고 수업이 진행될 때마다 발전하는 것을 볼 수 있어서 얼마나 기쁜지 알려줄 수 있다. 일부 학생들에게 구체적으로 긍정적 성과를 칭찬하고, 학생 한 명 한 명이 얼마나 중요한 존재인지, 학생들의 발전하는 모습을 볼 수 있어서 얼마나 기쁜지 알려줄 수도 있다. 대규모 그룹 수업에서는, 수업이 끝날 때마다 다른 학생들을 선택해서 칭찬함으로써 전체 학생들에게 동기를 심어줄 수도 있다. 항상 같은 학생들만 칭찬하고 피드백을 주면, 그 외의 학생들은 인정받지 못한다고 느끼거나 무시당한다고 느낄수도 있기 때문에 의욕을 떨어뜨릴 수 있다.

동기부여 하는 큐잉을 쓸 때는 순간적으로 성과가 향상됐더라도 전체적으로는 생체역학적 효율성이 향상되지 않았을 수 있다는 사실, 즉 동작을 더 잘하는 방법을 배우지는 못했을 수 있다는 사실에 주의해야 한다. 불필요한 긴장과 비효율적인 움직임 패턴을 배우면서도 기분 좋게 동기부여를 할 수 있기 때문이다. 영구적인 이득을 얻으려면, 생체역학적인 측면을 항상 고려해야 한다.

과도하게 긍정적인 평가를 하는 것에는 함정이 있다. 수업 중 학생이 자신이 잘못하고 있다고 생각하는데 교육자가 '좋아요, 모두 잘했어요, 훌륭해요'라고 말한다면 학생은 마음속으로 동기를 가지는 게 아니라 반대로 생각할 수 있다. '이 교육자는 나한테 주의를 전혀 기울이지 않으시네, 저번 동작을 정말 못 했는데 나를 보지 않았나 봐'. 대신, 격려하기 위해서는 학생이 발전한 특정한 부분을 꼭 집어서 구체적으로 하는 게 좋다.

- 맞아요, 팔 위치가 아주 좋아요.
- 어깨가 더 많이 편안해졌네요, 잘했어요.
- 이제 리듬을 타고 있네요, 좋아요.

이렇게 하려면, 교육자는 각 학생에게 세심한 주의를 기울여야 하는데 대규모 그룹 수업에서는 쉽지 않을 수 있다.

큐잉을 언제 얼마나 해야할까

큐잉은 동작을 하기 전, 중간, 후 언제나 할 수 있다. 초보자에게는 운동을 하기 전 집중할 수 있도록 큐잉을 하는 게 좋다. 숙련된 학생은 수업 중에 하는 큐잉도 이해할 수 있다. 하지만 한 번에 너무 많은 정보를 주면 학생이 무감각해지거나 주의를 기울이지 않을 수 있다.

일부 교육 방식에서는 적용할 수 있는 정확한 큐잉을 하기 보다는 특정한 분위기를 조성하기 위해 끊임없이 말을 하기도 한다. '어깨에 힘빼고', '호흡을 편안하게', '중심을 유지하고'와 같은 비슷한 큐잉을 반복할 수 있다. 동작이 끝난 후에 주는 피드백도 중요하지만, 큐잉의 성공여부는 얼마만큼의 큐잉을 했는지, 새로운 큐잉을 듣고 동작을 얼마나 빨리 수정할 수 있는지에 달려있다.

수업을 성공적으로 하려면 큐잉의 양과 타이밍이 중요하다. 모든 큐잉은 학생의 숙련도에 따라 효과가 아주 다르게 나타난다. 일반적으로 한 번에 세 개 이상의 큐잉을 주지 않아야 하고, 초보자에게는 보통 하나면 충분하다.

운동 종목과 큐잉 스타일

큐잉에 영향을 미치는 세 가지 요인은 다음과 같다.

- 교육자가 가르치는 운동종목
- 교육자의 교육 경력과 배경
- 학생의 숙련도

큐잉에 영향을 미치는 요소는 다양하다. 첫째, 교육자가 가르치는 운동종목이 요가, 필라테스, 춤, 피트니스 등 무엇인지에 따라 다르고, 각 종목은 각자의 고유한 큐잉을 가지고 있다. 요가, 춤, 필라테스는 모두 큐잉에 대해 다소 다른 접근법을 가지고 있다. 물론 필라테스, 요가, 댄스 커뮤니티 내에서도 다양한 큐잉 스타일이 있을 수 있다. 각 운동 종목은 고유한 큐잉을 가지고 있고, 각 종목들 간에 공통적으로 사용되는 큐잉들도 상당수 있다. 같은 종목에서도 교육자마다 고유의 큐잉법을 가지고 있을 수도 있다.

운동종목에 따른 큐잉의 다양성

교육자가 배운 운동의 종목에 따라서 특정한 큐잉을 할 가능성이 크다. 더 잘 가르치는 교육자가 되고 싶다면 지금 가르치고 있는 운동종목의 방법론에서 주로 사용되는 큐잉과 다른 종목을 비교해서 살펴보는 것을 추천한다. 특정 운동법, 교수법, 훈련법이 더 우월한 지 알아보자는 게 아니라 지금 가르치는 운동 종목에서 선호하는 방법 이외에 다양한 가능성을 탐색해보자는 이야기다.

무용을 가르치는 교육자는 시각적 큐잉, 동작의 순서를 보여주는 것, 바른 동작과 틀린 동작을 보여주는 큐잉을 주로 쓴다. 요가 교육자는 교실을 돌아다니면서 관찰하고, 말로 설명하는 큐잉을 선호한다. 같은 동작을 하더라도 각 운동법에 따른 차이가 두드러진다.

다양한 운동법에서 브릿지 동작을 어떻게 하는지 살펴보자. 브릿지라는 동작은 누운 상태에서 무릎을 굽히고 발을 바닥에 댄 자세로 시작한다. 그리고 골반과 등을 바닥에서 들어올리는 동작이다. 나는 이 동작을 15살에 유럽에 최초의 요가 학교를 차린 셀바라얀 예수디안(Selvarajan Yesudian)에게 처음 배웠다. 이 동작은 산스크리트어 이름(Setu Bandha Sarvangasana)으로 불렸다. 나중에 취리히 대학에서 체육시간에 이 동작을 접했는데 또 다른 이름과 동작설명이 주어졌다. 이후 뉴욕 예술대학교에서 캐시 그랜트의 필라테스 수업시간에 다시 같은 동작을 배웠는데, 이전의 수업과 큐잉이 전혀 달랐다. 동작은 거의 비슷하지만 큐잉과 운동목표가 완전히 달랐고, 동작의 느낌과 결과가 전혀 달랐다. 이는 운동법이 보여지는 자세와 형태에 국한된 것이 아니라 교육자가 수업시간에 주는 정보와 큐잉에 따라 다르다는 걸 알려준다.

교육자가 큐잉하는 방법은 대부분 교육자가 누구에게 배웠는지에 따라 다르다. 내가 큐잉을 공부하기 시작한 이유는 몇몇 교육자들의 수업이 더 도움이 된다는 걸 경험했기 때문이다. 어떤 큐잉은 동작을 더 못 한다고 느끼게 하거나 몸을 불편하게 만들기도 했다. 어떤 교육자들은 큐잉에 능숙하고 그것을 즐기는 반면, 다른 교육자들은 거의 시간을 쓰지 않고 주의를 기울이지 않았다.

학생 이해하기

최근 유치원 교육자들이 아이들과 함께 노래할 수 있도록 돕는 교육자들을 가르친 적이 있다. 큐잉의 목적은 노래를 더 잘 부르기 위한 호흡법, 발성법, 자세에 관한 내용이었고, 아이들이 이해할 수 있는 큐잉이어야했다. 큐잉의 어조는 아사나와 같은 산스크리트어를 사용하거나 각 동작의 이점을 설명하는 요가수업과 달랐다. 물론 아이들에게 요가를 가르칠 수도 있지만, 그 때에는 어린 아이들이 이해할 수 있는 큐잉으로 바꾸어서 가르쳐야 한다.

로얄 발레단의 14세 발레무용수를 가르치는 것과 미국의 웨이트리프팅(역도) 훈련생을 위한 큐잉은 달라야 한다. 두 가지 모두를 해 본 결과 이런 다른 종류의 수업을 준비할 때 중요한 것은 듣는 학생들이 이해할 수 있는 언어로 큐잉을 준비하는 것이었다.

피트니스, 요가, 필라테스 수업을 듣는 학생들은 첫 수업을 듣기 전 설문지를 작성한다. 좋은 방법이기는 하지만 때로는 수업시간에 직접 학생의 숙련도를 직접 눈으로 보고 평가한 후 수업을 진행해야 한다. 학생이 이해할 수 있는 언어로 이야기하고 학생들이 집중할 수 있는 적절한 큐잉을 사용하는 것이 중요하다. 이해하기 어렵고 처음 들어보는 해부학적 큐잉을 사용하는 것은 초보 학생들을 가르칠 때 자주 생기는 문제이다.

교육자의 경력

교육자의 경력이 얼마나 긴지, 얼마의 기간동안 훈련했는지에 따라 큐잉실력이 달라진다. 동작을 보여주는 시연능력과 말로 표현하는 큐잉 능력을 혼동하면 안 된다. 어떤 교육자들은 환상적일 정도로 아름다운 동작을 보여주지만 학생들의 변화를 위한 큐잉과 소통능력은 전혀 없는 경우도 있다. 물론 동작을 잘 보여주는 것도 큰 도움이 되지만, 대부분의 학생들에게는 그 이상의 것이 필요하다. 나는 동작을 잘 하는 교육자들이 큐잉을 할 때 당황하는 경우를 보았는데, 학생들이 왜 보여준대로 움직이지 않는지 이해하지 못했기 때문이다.

경험이 많은 숙련된 교육자일수록 이 책의 도움을 받아야 한다. 혹시 간과했을지 모를 새로운 교육법을 이 책에서 찾아야 한다. 소통능력이 좋을수록, 다양한 능력의 학생들을 더 잘 가르칠 수 있다.

다음 장에서는 학생들에게 정보를 전달하는 다양한 방법을 개괄적으로 알아본다. 지금까지 일반적으로 어떤 방법에 의존하고 있는지, 어떤 새로운 방법을 추가할 수 있을지 살펴보자. 예를 들어, 학생들을 가르칠 때 주로 터치를 사용해 온 교육자라면 은유적 심상화를 포함한 다양한 언어를 사용하게 될지도 모른다.

움직임을 가르칠 때 정보전달

더 잘 가르치고 싶다면, 움직임에 관한 정보가 어떻게 고객과 학생들에게 전달되는지 이해하는 게 중요하다. 무용을 가르친다면 동작의 순서를 보여주고, 바른 동작과 그렇지 않은 동작을 알려주는 방법을 통해 학생이 움직일 수 있도록 하는 큐잉을 주로 사용한다. 요가를 가르치는 교육자라면 주로 정보를 말로 전달하는 방법을 통해서 학생이 동작을 인지하게끔 만들거나 터치를 사용해서 수업을 할 것이다.

큐잉을 가르칠 때에는 한 가지 방법만 사용해서 정보를 전달하는 게 어떤 느낌인지 알아보는 게 도움이 된다는 걸 알았다. 이렇게 하면 교육자 자신이 어떤 큐잉을 선호하는지 명확하게 깨달을 수 있고, 거의 사용하지 않았던 큐잉법에도 능숙해질 수 있게 도와준다. 앞으로 움직임을 가르칠 때 큐잉이나 정보가 전달되는 여러 방법을 자세히 살펴보자.

시각 정보에서 운동 감각 정보로
(Visual to Kinetics, V-K)

핵심 질문:
방금 본 동작을 따라 할 수 있나?

시각 정보를 운동 감각정보로 전달하는 것은 방금 본 동작을 해낼 수 있는 능력이다. 아마도 대부분의 수업시간에 가장 자주 쓰는 방법으로 보통 '동작 시연'이라고 불린다. 교육자가 동작을 보여주고, 학생이 가능한 정확하게 동작을 배우거나 따라하게 한다.

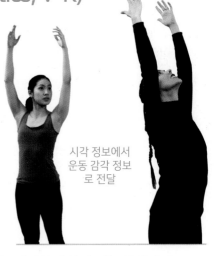

시각 정보에서 운동 감각 정보로 전달

나는 주로 무용수업을 들었기 때문에, 이 방법이 매우 익숙하다. 무용수업에서는 학생이 교육자를 잘 볼 수 있는 곳에 자리를 잡는 게 굉장히 중요하다. 학생이 움직임을 잘 보고 배울 수 있어야 동작을 해낼 수 있었기 때문이다. 어떤 무용수들은 이 큐잉법이 잘 맞는다. 몇 년 전, 노스 캐롤라이나의 미국 댄스 페스티벌에서 수업했을 때, 내가 직접 안무한 공연을 하기 바로 직전 학 학생이 아팠다. 복잡한 동작을 한 두번만 보고 바로 따라할 수 있는 다른 학생을 찾았다. 그 때 학생이 얼마나 빨리 본 것을 배워서 따라할 수 있는지 보고 깜짝 놀랐던 경험이 있다.

물론 보기만 해서 바로 움직일 수 있는 경우는 거의 없다. 대부분의 교육자는 박자에 대한 정보와 인지능력을 사용할 수 있도록 움직임을 설명하는 큐잉을 한다.

시각 정보를 전달하는 연습을 할 때 유용한 방법이 아래 적혀있다.

* 파트너와 마주보고 선다.
* 파트너에게 팔을 양 옆으로 드는 등 비교적 간단한 동작을 보여준다.
* 파트너가 동작을 보고 나면, 눈을 감고 동작을 따라하라고 부탁한다. (파트너의 경력에 따라서 한 번이면 충분할 수도 있다.)
* 점점 난이도를 높여가며 다양한 동작으로 연습한다.
* 동작을 따라할 때 눈으로 팔의 위치를 확인할 수 없도록, 따라하는 동안에는 눈을 감게 하는 게 중요하다.

촉각 정보에서 운동 감각 정보로
(Tactile to Kinesthetic, T-K)

핵심 질문:
방금 느낀대로 움직일 수 있나?

촉각을 운동감각으로 바꾸는 것은 '택타일 큐잉(Tactile Cueing)' 또는 '촉각 정보 전달'이라고 부른다. 동작을 보여주거나 설명하는 대신, 팔다리를 바른 위치로 옮기는 등의 방법을 통해 학생의 몸을 직접 움직인다. 촉각정보는 동작을 시작하기에 바른 자세를 잡아주거나, 힘을 빼거나, 필요한 근육을 사용하게 하는 등의 여러 목적을 위해서 쓰인다. 물론 사전에 동의를 구해야 하고, 예의를 갖추어야 하고, 미리 연습해야한다. 이 때 교육자가 긴장하지 않고 편하게 호흡하는 상태로 큐잉을 하는 게 가장 중요하다. 교육자가 긴장하고 있으면 큐잉을 하는 동안 학생에게 긴장이 전달될 수 있다.

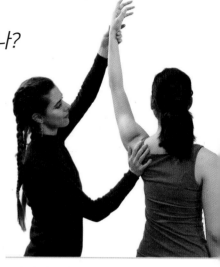

촉각 정보에서 운동 감각 정보로 바꾸는 큐잉

학생이 자신의 신체의 뼈를 만져 보도록 돕는 것도 비슷한 방법이다. 동작을 하는 도중에 이 방법을 쓰면, 어떻게 하면 더 동작을 잘 할 수 있을지 쉽게 이해하는 데 도움이 된다.

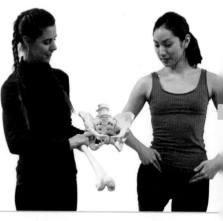

학생 스스로 자신의 몸의 뼈를 만져봄으로써
셀프 피드백을 할 수 있다.

연습방법

- 상대방에게 눈을 감으라고 한다.
- 움직일 몸의 부위를 정한다.
- 예를 들어, 손을 어느 높이까지 들
  어올릴 지, 고개를 부드럽게 옆으
  로 기울일 지, 척추를 옆으로 구부
  리게 만들지 등 동작을 정하고 부
  드럽게 터치한다. 동작이 끝나고
  나면 상대방이 눈을 뜨고 방금 느
  꼈던 감각대로 움직일 수 있는지
  본다.
- 간단한 동작부터 시작해서 복잡한
  동작까지 시도해본다.

다른 예시들

- 상대방의 손을 내 어깨뼈에 둔다.
- 어깨뼈를 번갈아가며 혹은 같이
  위 아래로 움직인다.
- 상대방에게 방금 느낀대로 스스로
  의 어깨뼈를 움직여보라고 한다.

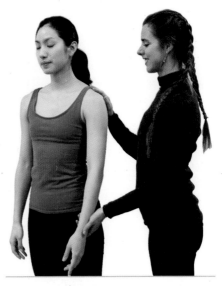

촉각 정보를 운동 감각 정보로 바꾸는 연습 1

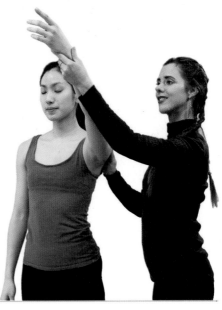

촉각 정보를 운동 감각 정보로 바꾸는 연습 2

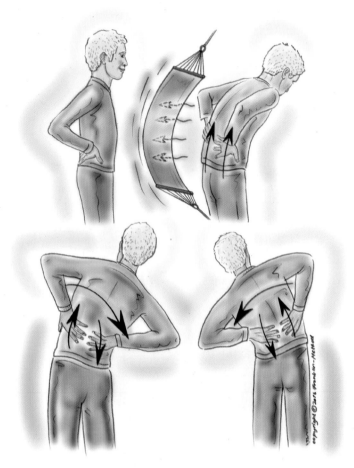

등의 움직임을 느끼기 위해서 셀프 터치를 사용하는 그림

촉각 큐잉의 다양한 목적

- 근육, 관절, 근막 등 집중해야 할 부위를 알려주기 위해서 터치한다.
- 움직임을 도와주기 위해서 터치한다.
- 잘못된 동작을 하지 않도록 막거나, 특정 부위의 근육을 더 사용하도록 터치한다.
- 과하게 긴장된 부위의 긴장을 낮추도록 터치한다.
- 학생이 잘못되거나 바른 움직임을 구별할 수 있도록 교육자를 터치하도록 한다. 예를 들어 팔을 머리 위로 들어올릴 때 팔뼈와 어깨뼈가 견갑상완리 듬에 맞춰 2:1의 비율로 움직이는 걸 느끼도록 한다.

운동감각에서 시각 정보로 전달
(Kinesthetic to Visual, K-V)

핵심 질문:
*"내가 보고 있는 움직임이 아까 내가 하면서 느꼈던
움직임과 같은가?"*

    운동을 가르치는 교육자라면, 다양한 동작들을 해 본 경험이 있을 것이다. 즉, 각 동작을 할 때 느끼는 감각과 움직이는 법을 이미 알고 있다. 무용, 요가, 필라테스를 훈련하는 대부분의 시간동안 이런 동작과 움직임을 능숙하게 잘 해내게 됐을 것이다. 각 움직임이 어떤 느낌인지 여러 번 경험해봤다. 날마다 조금씩 느낌이 변할수는 있지만 일반적으로 운동 감각은 남아있다.

    운동감각을 시각정보로 바꾸는 것은 교육자가 꼭 가져야 할 능력인데, 이 능력이 없으면 큐잉을 하기 어렵다. 교육자는 보통 학생이 동작을 하는 걸 보면서 "저게 맞는 동작인가? 내가 보는대로 학생이 느끼고 있을까?"

    잘못된 방법으로 동작하는 것을 보기만 해도 몸이 불편한 것 같은 경험을 한 적이 있을 것이다. 학생이 움직이는 걸 보는 것만으로도 어느 정도는 근육이 활성화되고 감각에 영향을 미치기 때문이다.

운동감각을 시각정보로 전달하는 훈련방법
- 상대방에게 눈을 감으라고 한다.
- 상대방의 팔을 움직인다.
- 예를 들어, 일정 높이로 팔을 들어올린다.
- 몇 번 상대방의 팔을 움직이고 나서, 눈을 뜨게 하고 직접 동작을 하는 것을 보여준다.
- 상대방이 보는 동안 팔을 들어올리며 아까 느꼈던 감각과 비슷한 높이에서 팔을 멈추라고 한다.
- 상대방이 느꼈던 감각을 지금 보고 있는 것과 비교하도록 한다.

인지력을 운동감각으로
(Cognitive to Kinesthetics, C-K)

움직임을 가르칠 때 주로 사용하는 방법으로 학생에게 어떻게 움직이라고 간단히 설명하는 것이다. 이 방법은 종종 동작을 보여주면서 함께 쓰이기도 한다. 움직임을 보여주면서 동작을 설명하는 말을 한다.

예를 들어서 다리를 들어올리는 걸 보여주면서 "다리를 90도로 들어올리세요"라고 말하거나 "팔을 옆으로 뻗으세요"라고 하면서 직접 팔을 움직이는 걸 보여주는 것이다. 이런 방법은 두가지 큐잉법을 함께 사용하는 것인데, 두 가지를 분리해서 단어로만 큐잉을 연습해보는 것도 도움이 된다.

- 상대방 앞에 선다.
- 동작을 보여주지 않고 설명만 한다. 잘 못 하더라도 최대한 동작을 보여주지 않는다.

다음과 같은 큐잉을 할 수 있다.
- 팔을 바깥으로 돌리면서 머리 위로 손을 뻗으세요.
- 팔이 수평이 될 때까지 옆으로 내리세요.
- 팔을 흔드세요
- 부드럽게 팔을 몸 옆으로 내리세요.

인지력을 운동감각으로 바꾸는 큐잉법을 쓸 때 생길 수 있는 문제에 대해서 미리 알아두는 게 좋다. 해부학 용어에 익숙한 일부 학생을 제외하고, 보통 학생들이 잘 이해하지 못하는 근위부, 원위부와 같은 해부학 용어를 너무 자주 사용하지 않고 움직임을 정확하게 설명해야 한다.

움직임에 사용되는 은유/메타포
(Metaphor to Movement)

은유는 동작을 수행하는 방법, 질, 에너지를 바꾸기 위해서 사용한다. 은유는 터치나 시연없이 사용할 수 있다. 특정한 단어를 사용해서 큐잉하지만 은유에 사용되는 단어들은 움직임을 설명한다기 보다는 움직임의 전체적인 형태를 설명한다. 이 큐잉법은 어린 아이들을 가르칠 때 주로 쓰이고, 예시를 들어보면 아래와 같다.

- 나뭇잎이 흔들리듯 움직인다.
- 공처럼 튀어오른다.
- 나무처럼 흔들린다.

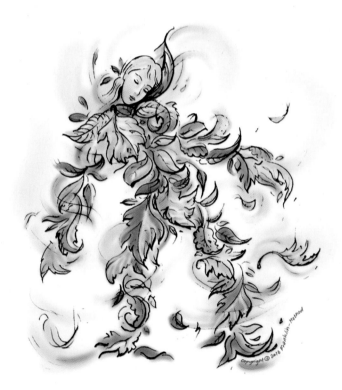

몸 전체가 바람에 흔들리는 나뭇잎이라고 생각하고 움직인다.

의미가 전달되지 않는 큐잉

교육자가 한 모든 큐잉이 학생에게 의미있는 것이 아니다. 학생의 배경지식, 숙련도, 수용성, 관심도에 따라서 받아들이는 데 큰 차이가 있다. 어떤 방법을 사용해서 큐잉을 하든, 얼마나 큐잉을 명확하게 하든 상관없이 학생은 교육자가 한 큐잉의 일부분만 받아들일 수 있다. 즉, 교육자의 큐잉은 학생이 이해할 수 있는 말로 전달되어야 한다. 교육자가 동작을 보여줄 때, 학생은 어디에 집중할 지에 대해서 굉장히 많은 선택지를 가지고 있다. 몇 개만 예를 들어도 몸의 전체적인 모양, 몸통, 팔과 다리, 움직임의 역동성, 질적인 측면 등 다양한 것을 본다. 학생이 수업에서 하는 동작은 학생이 무엇을 인지 하는지에 달려있다.

아주 단순한 큐잉조차도 다양한 해석의 여지가 있다. 만약 '척추를 길게 펴세요' 혹은 '척추를 들어올리세요' 라는 큐잉을 했을 때 학생은 무엇을 보고, 듣고, 느끼게 될까? 아마도 척추 전체의 움직임에 집중하는 학생도 있고, 근육, 인대, 디스크, 관절, 척수, 근막, 극돌기와 같은 몸의 일부분에 집중하는 학생도 있을 것이다.

큐잉이 효과적인지 알아보는 방법은 학생의 반응을 보는 것이다. 어떤 학생은 척추를 길게 펴라는 큐잉에 오히려 갈비뼈를 들어올려 척추의 뒷면을 좁혀서 움직이고 있을 수도 있다.

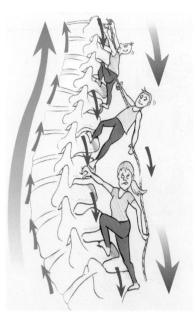

"척추를 길게 펴세요"라는 큐잉에 학생이 실제로 어디에 집중하고 있는가?

교육자는 큐잉을 한 뒤에 큐잉 자체의 효과가 아닌, 학생이 큐잉을 어떻게 해석했는지를 보게 된다. 이 때 교육자는 학생에게 큐잉을 이해했는지 물어볼 수 있다. 학생의 답변을 바탕으로 척추를 길게 하라는 단순한 큐잉보다 더 구체적인 큐잉이 필요하다는 걸 알아챌 수도 있다. 해부학적인 정보를 담는 큐잉을 설명할 때에는 시간이 오래 걸리고 수업의 흐름을 방해할 수도 있다.

만약 큐잉이 기능을 향상시키지 않는다면 학생은 제대로 배우지 못하고 잘못된 자세와 움직임 습관을 기르게 될 것이다.

수업할 때 어떻게 큐잉을 해야할 지 기본적인 방법을 배웠으니, 직접 사용할수 있는 큐잉의 유형을 살펴보자.

기본적인 큐잉의 종류

기본적인 큐잉은 간단하게 3가지로 볼 수 있다.

- 셀프 큐잉
- 지시형 큐잉
- 학생 중심 큐잉

큐잉을 할 때 고려해야 할 3가지 요소는 다음과 같다.

- 학생의 경험과 선호도
- 운동종목이나 움직임 메소드
- 교육자의 경험과 선호도

학생과 교육자 모두 셀프 큐잉을 할 수 있다.

교육자는 큐잉을 하기 전 3가지 요소를 고려해야 한다.

- 학생의 숙련도는 얼마나 되는가?
- 지금 하려는 동작의 목적과 목표는 무엇인가?
- 주어진 상황에서 가장 적합한 큐잉은 무엇인가?

이번 장에서는 다양한 큐잉법을 살펴본다. 교육자는 보통 큐잉의 한가지 방법을선호하는데, 앞으로 배울 내용을 통해서 새로운 방법을 수업에 적용하면 좋겠다.

큐잉은 학생들의 동작이나 자세를 향상시키기 위해 정보를 제공하는 것이다.이를 위한 여러 방법이 있겠지만 기본적으로 맞거나 틀린 방법은 없다. 주어진 상황에 맞춰 최선의 방법을 찾으면 된다. 교육자가 여러가지 큐잉을 이해하고 그 중 어떤 큐잉이 각 상황에 가장 효과적일지 골라서 쓸 수만 있다면 학생들의 발전에 큰 도움을 줄 수 있다.

보통 교육자는 자신이 익숙한 것만 사용하고 그 외의 것들은 고려하지 않는 경우가 많다. 요가, 필라테스, 무용 등 각 방법론에서 주로 사용하던 큐잉법이 효과가 있는지 없는지 크게 고민하지 않고 사용한다.

큐잉을 할 때 꼭 고려해야 할 3가지 질문이다.
- 큐잉이 해부학적 기능에 맞게 건강한 방법으로 움직이게 하는가?
- 동작의 목표를 잘 반영하는가?
- 학생의 숙련도를 고려한 큐잉인가?

셀프 큐잉

셀프 큐잉은 자율적 피드백과 밀접한 관련이 있다. 2페이지에서 이야기했듯, 상황마다 많은 요소가 동작에 영향을 미칠 수 있다. 예를 들어 스튜디오 밖에서 개가 짖는 소리를 듣기만 해도 근육의 긴장도가 바뀔 수 있다. 달리기를 할 때 비가 오면 속도나 근육의 긴장도가 달라진다. 실내 헬스클럽에서 운동하다가 빗소리가 들리면 정원이 드디어 촉촉해 지겠구나 라는 생각을 할 수도 있고, 현관에 내어놓은 의자가 젖을까봐 걱정하기도 한다. 이런 생각과 상상은 집중을 흐트려서 동작에 영향을 주기도 한다.

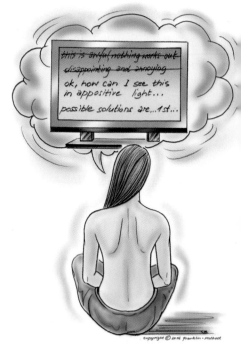

운동에 주로 영향을 미치는 생각들은 다음과 같다.
- 피곤함, 예민함, 의욕 등 그날 느꼈던 감정이나 생각들

생각은 움직임에 영향을 미친다.

- 외모나 건강상태에 대한 생각
- 지금 하고 있는 운동, 사용하고 있는 기구, 소도구에 대한 생각
- 무슨 동작을 하는지, 이것으로 얻는 효과가 뭔지에 대한 생각

　신체상(body image)은 스스로 어떤 큐잉을 하는지에 영향을 준다. 신체상은 스스로의 몸에 대해 가지고 있는 생각, 이미지, 판단으로 만들어진다. 신체상은 부정적이거나 긍정적일 수도 있고, 중립적일 수도 있다. 신체상을 깨닫는 것 자체가 복잡한 문제이지만, 가만히 앉아서 스스로의 몸을 어떻게 생각하는지 적어보기만 해도 된다. 이 작업을 통해 운동할 때 방해가 될 수 있는 셀프 큐잉을 확인하는 데에도 유용하다.

　수업을 들을 때는 교육자에 대한 생각이 동작에 영향을 미칠 수도 있다. 영향을 주는 요소로는 다음과 같은 것이 있다.

- 교육자의 목소리
- 교육자의 자세
- 교육자의 경험 (Perceived experience)
- 교육자의 몸짓 등이 있다.

　셀프 큐잉에서는 혼잣말, 생각, 이미지가 크게 영향을 미친다. 동작을 잘 해내기 위해서 유용한 정보를 스스로에게 주는 셈이다. 셀프 큐잉 능력은 능력 향상에 대한 관심도, 큐잉과 해부학, 움직임의 기능과 자세에 대한 지식에 달려있다. 보통 사람들은 티비나 뉴스를 보는 등 산만한 상태로 운동하는 경향이 있다. 이렇게 주의를 흐트리면 통증에 무감각해져서 더 오래 운동할 수 있기도 하지만 동작을 더 잘하게 되지는 못한다. 운동할 때 듣는 음악도 동기를 북돋을 수도 있지만 사용하기에 따라 집중을 방해할 수도 있다.

　전신을 살펴보거나 스스로 질문을 하면서 셀프 큐잉을 하기도 한다. 몸을 살펴보며 긴장된 부위나 집중이 필요한 부분을 알아차릴 수 있다. 이 때 다음과 같은 간단한 혼잣말을 하거나 이미지를 떠올려보자. '어깨를 편안하게 내려놓자', '호흡을 깊게하자', '중심이 잡혀있다', '집중할 시간이다', '관절이 부드럽다', '근육이 탄력적이다' 같은 이미지를 사용할 수 있다.

무용수들은 거울을 보고 스스로에게 큐잉을 하기도 한다. 기능해부학을 잘 이해하고 있다면 거울을 통해 자세, 움직임의 시작자세, 미학적인 측면을 다양한 각도에서 파악하고 개선할 수 있다. 그러나 거울을 사용하는 것에는 함정도 있다. 거울을 계속 보는 것에 익숙해지면 몸에 집중하지 못하게 해서 움직이는 걸 방해할 수도 있고, 거울이 없을 때 방향감각을 잃을 수도 있다.

가끔은 영상을 찍어서 스스로의 모습을 확인하는 게 도움이 되기도 한다. 영상에는 너무 많은 정보가 담겨있기 때문에 한 번에 집중하기 어려우니, 교육자의 구체적인 큐잉을 함께 받는 것이 좋다.

셀프 큐잉은 내적, 외적 초점으로 나누어 이해할 수 있다. 움직이면서 거울로 자세, 시작자세, 협응력 등을 살펴보는 것은 외적 초점과 관련된 것이다. 외적 초점은 동작을 더 잘하기 위해 외부 환경을 사용하는 큐잉을 말한다. 기구를 사용한 웨이트 트레이닝을 할 때 높이, 속도, 동작의 시작자세와 같은 외적 큐잉을 사용할 수도 있다. 내적 초점은 일반적으로 호흡, 근육이나 관절 등 해부학적인 내용과 관련된 것이 대부분이다.

지시형 큐잉

지시형 큐잉은 대부분의 교육자가 큐잉이라고 인식하고 있는 내용이다. 단순히 움직임을 보여주거나 팔다리를 어디에 두어야 할 지 알려주는 게 아니라 학생들에게 어떻게 움직임을 수정하면 실력이 좋아질 지를 알려주는 데 중점을 둔다.

지시형 큐잉의 목표는 동작의 질, 협응력, 속도 등과 같은 많은 요소들을 더 낫게 할 목적으로 추가적인 정보를 주는 것이다. 운동의 수행력과 관련한 "과제 관련 인지" 정보를 말한다.

아래는 지시형 큐잉의 예시이다.
- 엉덩관절에 집중하세요. (어디에 집중할 지 알려준다)
- 꼬리뼈에서부터 뻗으세요. (몸의 특정 부위에서 움직임이 시작되는 걸 알려준다.)
- 어깨에 힘을 빼세요. (몸의 긴장도를 바꾼다.)
- 골반을 오른쪽으로 살짝 돌리세요. (몸의 정렬을 바꾸도록 안내한다.)
- 팔을 빨리 들어올리세요. (속도를 다양하게 한다.)

- 머리가 풍선처럼 떠오른다고 상상하세요. (은유적 표현)

일반적으로 큐잉의 목표는 주어진 상황에서 가장 적합한 큐잉법을 선택하는 것이고, 학생에게 가장 잘 맞는 큐잉에 집중하는 것이다.
- 성취와 관련한 큐잉
- 해부학적 큐잉
- 동기부여하는 큐잉
- 은유적 표현을 사용한 큐잉

위에서 나열한 네 가지 큐잉을 사용해서 필라테스 동작 중 하나인 헌드레드를 가르친다고 가정해보자. 지금은 사용하는 큐잉이 올바른지 아닌지 또는 무엇이 더 나은 큐잉인지에 초점을 맞추는 것이 아니다. 각 큐잉을 정의하고 어떻게 적용 됐는지, 여러가지 큐잉을 따로 쓰거나 함께 쓸 수 있는지를 알아보는 것이다.

- 빠르게
- 복부를 집어넣고
- 쇄골을 넓게 펴고

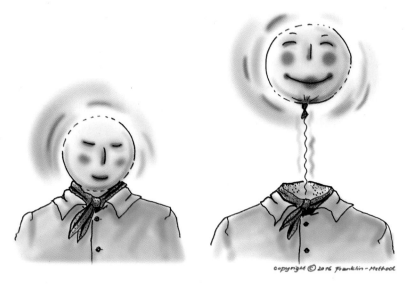

머리가 풍선처럼 떠오른다고 상상해보자.

- 호흡을 하면서 더 활력이 생기는 걸 느끼세요.
- 공에 바람을 넣듯이 하세요.
- 내쉬세요.
- 빠르게 – 성과기반의 큐잉, 움직임의 역동성에 영향을 준다.
- 복부를 집어넣고 – 해부학적 큐잉, 근육의 긴장도와 자세에 영향을 준다.
- 쇄골을 넓게 펴고 – 해부학적 큐잉을 통해 자세를 바꾸는 데 집중하게 해준다. (복부를 집어넣는 것과 달리 실제 쇄골의 모양을 넓히거나 바꾸는 건 불가능하다.)
- 호흡을 하면서 더 활력이 생기는 걸 느끼세요 – 동기부여와 해부학적인 큐잉이다
- 공에 바람을 넣듯이 하세요 – 은유적 표현을 사용한 큐잉이다.
- 내쉬세요 – 해부학과 성과를 결합한 큐잉이다.

학생 중심 큐잉

　의료 분야에서 환자가 적극적으로 운동할수록 경과가 더 좋다는 증거가 늘고 있다. 운동을 할 때 주의를 흐트리는 대신, 교육자는 학생이 적극적으로 참여할 수 있도록 도와야 한다.

　물론 예외도 있다. 마라톤에 참가할 때 지구력의 관점에서 고통의 한계에 이를 때까지 훈련해야 한다면, 통증을 느끼지 못하도록 주의를 분산시킬 수 있다. 또는 이 경우에도 호흡같은 내적 신호에 집중하는 것이 도움이 된다.

　학생 중심의 교육법은 학생이 정신적, 생리적, 사회적인 모든 수준에서 참여하도록 한다. 교육법의 목표는 학생이 자신에게 가장 적합한 피드백을 발견하는 데 도움이 되는 과정, 환경, 상황을 만드는 것이다. 학생 중심 큐잉의 장점은 개별 맞춤형이고 창의적이라는 것이다. 그러나 교육자가 제공한 피드백이 항상 학생에게 필요한 것이 아닐 수도 있다는 단점도 있다. 실제로 교육을 행할 때에는 큐잉의 유형을 혼합하는 것이 가장 좋다.

학생 중심 큐잉을 하기 위한 도구

　교육자는 열린 질문을 사용해서 학생에게 필요한 게 무엇인지 알아낼 수 있다.

질문을 통해 알아낸 정보는 학생의 관점에서 더 효과적으로 움직이는 법에 대한 통찰력과 이해를 제공한다. 이 과정을 통해 떠오른 이미지를 자발적 이미지라고 한다. 때로는 교육자가 최근에 사용한 큐잉을 통해 이런 자발적 이미지가 떠오를 수도 있다. 교육자는 은유적인 표현을 사용해서 큐잉을 하고, 학생은 자연스럽게 떠오른 은유적 표현을 통해 스스로에게 큐잉을 하게 된다. 다음은 학생 중심 큐잉의 예시이다.

- 학생에게 어깨를 올렸다 내리라고 한다.
- 움직일 때 편안한 정도 등 학생의 경험이 어떠했는지를 물어본다.
- 다음 번에 더 편안하게 할 수 있다고 생각하는지 묻고, 움직임을 개선할 수 있는 피드백을 스스로 해보도록 격려한다.
- 동작을 다시 반복한다.
- 어떤 변화와 개선점이 있었는지 물어본다.
- 학생이 느끼기에 움직임이 더 편해졌다면, 셀프 큐잉을 성공적으로 한 것이다.

이 때 교육자는 학생이 원하면 혼자 운동하는 시간을 포함해 언제든 더 잘 움직일 수 있다는 점을 알려주고 격려한다. 학생이 아무것도 좋아진 게 없다고 하면, 교육자가 제안을 하거나 앞에서 이야기했던 다른 유형의 큐잉을 사용할 수 있다.

학생 중심 큐잉을 할 때 유용한 도구들

- '이 은유를 상상하면 어깨가 어떻게 다르다고 느껴지나요?' 와 같은 열린 질문을 한다.
- '어깨가 아이스크림처럼 녹아내린다고 상상하는 것과 어깨뼈가 비누처럼 미끄러지며 움직인다고 상상하는 것 중 어떤 것이 더 효과적인가요?' 와 같은 다양한 선택지를 준다.
- 움직이기 전과 후를 비교하게 한다. – '기분이 좋아졌나요?' 라고 묻는 대신 '어깨를 편안하게 하니 척추가 더 길어진 느낌이 드나요?'와 같이 변화에 대해 구체적인 질문을 한다.
- 오른쪽과 왼쪽을 비교하게 한다. '이 큐잉을 사용하니 오른쪽 안정성이 좀 더 높아진 것 같나요?'
- 학생과 교육자의 역할을 바꾸어본다.
- 올바른 방법과 잘못된 방법으로 동작하는 법을 보여주고, 그 중 선택하도록 한다. (학생이 보통 잘한 것을 고른다고 가정한다.)

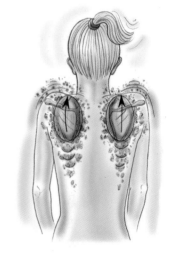

어깨뼈가 미끌미끌한 비누처럼 위 아래로 미끄러지듯 움직인다.

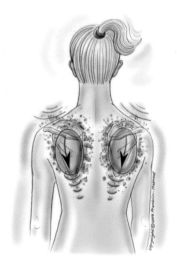

교육자는 정답과 오답 중에서 선택하도록 하는 질문을 할 수도 있다.

- '팔을 흔들 때 숨을 참을 필요가 있을까요?'
- '오른다리를 들 때 목에 긴장도가 얼마나 있어야 하나요?'
- '골반을 앞으로 내밀고 서 있는 것 같은데, 그 자세가 편한가요?'

학생에게 무엇을 해야 하는지 직접적으로 말하지 않고 큐잉을 하는 또 다른 방법은 학생이 경험을 통해 무엇이 효과가 있고 없는지 스스로 발견하도록 안내하는 것이다. 이 경우 교육자는 문제를 더 크게 강조해서 그런 방법으로 움직이는 게 좋은 전략이 아니라는 걸 학생 스스로 알아차릴 수 있게 한다. 이렇게 하면 학생이 큐잉을 하면서 스스로 문제점을 고치는 데 능숙해진다는 장점이 있다.

다음은 학생 스스로 문제를 해결하도록 돕는 큐잉의 예시다. 학생에게 다음과 같이 하도록 안내해보자.

- 척추를 앞으로 구부렸다 펴세요.
- 이를 꽉 문 상태에서 같은 동작을 해보세요.
- '척추가 얼마나 뻣뻣해졌는지 알아챘나요?'
- 턱에 긴장도가 높아지면 척추의 유연성에 영향을 미친다는 걸 알아차렸을 거에요.
- 움직일 때 턱에 힘을 빼는 게 더 좋은 방법이죠.

다음의 큐잉을 통해서 몸이 서로 다른 부위에 어떻게 영향을 주는지를 이해했는지 알아볼 수도 있다.
- '손으로 턱 한 쪽을 밀어올리면 같은 쪽의 골반과 어깨에도 비슷한 영향을 미치는지 보세요'
- '몸은 하나로 연결되어있고, 한 곳의 변화가 다른 곳에도 영향을 미칩니다'

이런 경험은 요즘 굉장히 인기있는 '근막 그물망(fascial web)' 이나 '상호연계성'이라는 단어로도 잘 알려져 있다. 문제를 강조하는 것은 직관적으로 좋은 큐잉이 아닌 것처럼 보이고 부정적 큐잉과 연관되어 있다고 느낄 수도 있다. 하지만 이 방법을 통해 학생이 선택한 방법이 움직임을 방해한다는 것을 깨달을 수 있도록 실수를 더 과장해서 큐잉하기도 한다. 오류를 과장하는 방법은 교육자가 반복해서 하는 큐잉이 전혀 효과가 없다고 느낄 때 사용할 수 있다.

만약 흔들리는 원판에서 균형을 잡거나 요가의 나무자세 등을 하던 중 학생의 어깨가 경직되어있는 것을 관찰했다고 가정하자. 이 때 '어깨가 녹아내린다고 생각하세요"라는 은유적인 표현을 사용하거나 어깨에 힘을 빼라고 알려줄 수 있다. 이런 큐잉이 효과가 없다면, 오류를 과장해본다. '어깨를 힘껏 긴장시키고 균형을 잡아보세요. 있는 힘껏 어깨에 힘을 주고 균형이 더 잘 잡히는지 보세요'

어깨의 긴장은 몸 전체의 긴장도를 높이고, 균형을 잡는 데 필요한 근육의 미세한 조정능력을 감소시킨다. 대부분의 사람들은 어깨가 긴장되어 있을 때 균형을 잘 잡지 못한다.

경험을 통해 학생은 어깨에 힘을 뺐을 때 균형을 잡기가 쉬워진다는 것을 알아차릴 수 있다. 근육을 긴장시켰던 경험이 오히려 긴장을 빼게 도와준다. 또 다른 예로 척추의 움직임도 살펴보자. 허리를 적절히 움직이기 위해서는 골반의 앞뒤 기울임이 자연스러워야 한다. 만약 골반이 움직이지 않으면 허리를 움직이기 힘들어져서 허리 대신 상부 척추를 움직이게 된다.

학생이 필라테스의 고양이 자세, 요가의 고양이-소자세로 알려진 동작을 한다

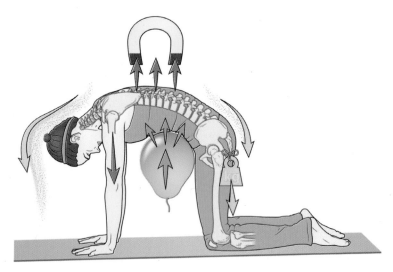

고양이 자세를 할 때 사용할 수 있는 이미지

고 가정하자. 학생의 척추 움직임이 원활하지 않은 걸 발견했다면 척추를 더 잘 움직이게 하기 위한 큐잉을 할 수 있다. 만약 골반의 움직임이 원활하지 않아서 생긴 문제라면, 골반의 움직임을 좋게하는 큐잉을 할 수 있다. 만약 둘 다 학생에게 도움이 되지 않는다면 다음과 같은 해부학적 큐잉을 사용할 수 있다. "꼬리뼈에 무거운 추가 달려있다고 생각하세요. 척추를 둥그렇게 구부릴 때 추가 꼬리뼈를 당겨서 아래로 내린다고 생각하세요. 머리가 무거워진다고 상상하세요. 척추의 극돌기를 곤두세워보세요." 은유적 큐잉은 다음과 같다. "척추를 앞으로 구부릴 때 큰 자석이 척추를 위쪽으로 끌어당긴다고 상상하세요. 배꼽 아래에 있는 커다란 풍선이 떠오른다고 생각하고 척추를 들어올리세요."

소 자세에서는 이렇게 큐잉할 수 있다. '좌골이 넓어지고, 꼬리뼈가 위로 떠오른다고 생각하고, 척추의 앞쪽면이 늘어난다고 상상하세요.' 그림에서 보여주듯 팔과 손을 바닥에 단단하게 눌러 지지하게 하고, 시선은 원을 그리듯 위쪽으로 이동시키는 이미지도 확인할 수 있다.

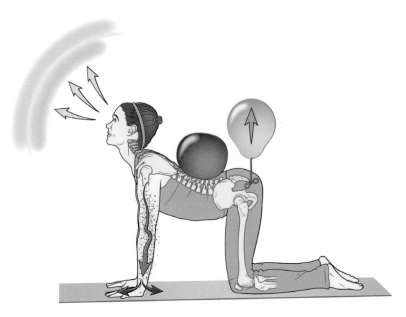

소 자세를 할 때 사용할 수 있는 이미지

만약 결과가 만족스럽지 않은 경우에는 오류를 과장하는 큐잉을 사용할 수 있다. 학생에게 골반을 움직이지 않고, 같은 동작을 해보라고 지시한다. 그렇게 한후 움직임이 더 잘 나오는지 아닌지를 묻는다. 대부분의 학생은 움직임이 덜 나오고 심지어는 움직이는 것 자체가 어려웠다고 말할 것이다. 그 후 학생에게 다시 동작을 해보라고 하면, 움직임의 범위가 늘어난 것을 확인할 수 있다. 문제를 과장하는 것은 더 잘 움직이기 위해 무엇을 해야 할 지를 깨닫는 좋은 방법이다. 과도한 긴장을 만들거나 상해를 입을 정도로 써서는 안 된다. 하지만 한 번 이 방법을 적용해보면, 특정한 상황에서 굉장히 유용한 방법이라는 것을 알 수 있다.

지시형 큐잉의 성과

'더 빠르게, 더 느리게, 더 힘차게, 더 편안하게'와 같은 종류의 큐잉은 움직임의 성과를 조절하기 위한 것이다. 동작의 자세를 큐잉할 수도 있고, 시작, 방향, 속도, 질, 동작의 범위, 얼마만큼의 노력을 들여야 하는 지에 대해서도 이야기할 수 있다.

아래는 '롤 다운' 동작을 예로 들어 이런 유형의 큐잉을 이해하는 데 도움을 준다.

- 안전한 자세: '무릎을 부드럽게 구부린 상태를 유지하세요'
- 시작하는 자세: '엉덩관절 아래에 발을 둔 상태로 편안하게 서서 시작하세요'
- 시작점과 방향: '정수리에서부터 천천히 몸을 구부려서 내려가세요'
- 속도와 속성: '천천히 부드럽게 움직이세요'
- 동작의 범위: '편안하게 움직일 수 있는 만큼 아래로 내려가세요'
- 자세의 대칭성: '척추 근육을 고르게 사용하세요'

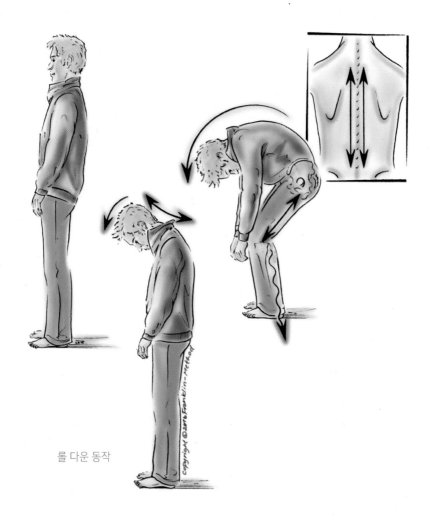

롤 다운 동작

수업에서 동작을 부정확하게 하고 있는 학생을 봤을 때, 앞에서 언급한 큐잉을 참고하면 어떤 방법이 가장 학생에게 도움이 될지를 판단하는 데 도움이 된다. 학생이 너무 빠르게 움직이고 있나? 움직임의 시작점이 잘못 됐나? 동작에 필요 이상으로 힘이 많이 들어갔나? 초보학생은 아직 기본동작을 배우는 중이기 때문에 정확한 동작을 완벽히 이해하는 게 어려울 수 있다. 숙련된 학생은 더 정확한 큐잉을 받는 것을 좋아하고, 이를 통해 교육자가 세심한 주의를 기울인다고 생각한다. 이런 종류의 큐잉은 앞으로 더 자세히 설명할 것이다. 지금은 큐잉에 영향을 미치는 요소가 많다는 것만 알아두고 넘어가자. 교육자로써 큐잉실력을 높이고 싶다면 어떤 도구가 있는지 알아야 한다. 초보 교육자에게만 중요한 내용이 아니다. 오랜 경력이 있어도 거의 사용하지 않았던 큐잉법이 있다면, 새로운 방법을 적용함으로써 학생들의 실력향상에 큰 도움을 줄 수 있다.

이미지 큐잉

이미지 큐잉은 은유적 표현과 해부학적 구조, 또는 동기 상황 등 움직임을 심상화한 것이다. 23페이지에 나오는 이미지처럼 공에 바람을 불어넣는 상상을 할 때, 실제로 공은 존재하지 않는다. 시각적 표현은 머릿속에서만 일어났을 뿐이다. 이것은 유사지각(quasi-perception)이라고 불리기도 하고, 실제 대상이 존재하지 않는 상태의 지각이라고도 한다.

이미지 큐잉은 요가, 무용, 필라테스 또는 여러 형태의 운동이나 스포츠에서도 흔하게 쓰인다. 앞서 언급했던 이미지 외에도 생체역학적, 생리학적, 연속적 이미지, 감각적 이미지, 시공간에서의 다양한 이미지 등 다양한 하위 유형이 있다. 이미지는 도움이 되는 이미지(향상) 또는 부정적인 이미지(악화)로 나뉜다. 잘 가르치려고 부정적 이미지를 사용하는 게 이상할 수도 있지만, 실제로 자주 사용되는 큐잉이고, 가끔 긍정적인 효과를 내기도 한다.

이미지를 구분하는 또 다른 방법은 자발적 이미지와 학습된 이미지이다. 학습된 이미지는 교육자, 책, 영상 등의 외부 자원을 통해서 만들어진 이미지다. 이런 이미지는 보통 필라테스나 요가 수업에서 흔히 사용한다. 특히 요가에서 어떤 이미지는 오랜 전통을 가지고 있지만, 필라테스처럼 비교적 최근에 생긴 운동법에서는 창시자나 마스터 교육자에 의해서 만들어진 것이다. 보통 교육자는 교육을 받았을 당시 배웠던 이미지 중 선호하는 것들을 골라서 큐잉을 하는 경우가 많다. 자발적 이미지는 이렇게 외부에서 말해주지 않아도 자연스레 떠오르는 이미지를 말한다.

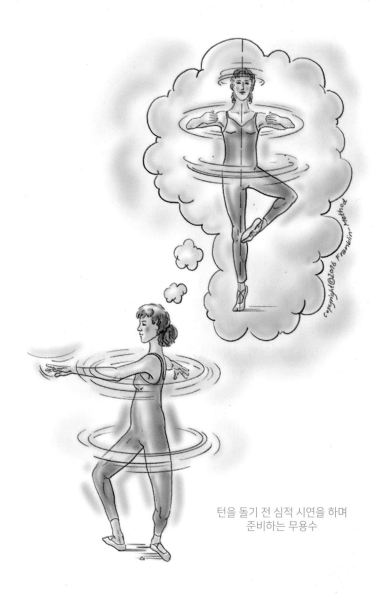

턴을 돌기 전 심적 시연을 하며
준비하는 무용수

심적 시연(mental rehearsal: 마음속으로 어떤 행위를 상상하는 것) 혹은 움직임
의 심적 시연은 무용, 요가와 필라테스보다는 스포츠에서 더 자주 쓰인다. 하지만
무용수업에서 배울 동작의 스텝을 미리 '표시'해놓는 것도 움직임 모의 실행(Mental
Simulation of Movement, MSM)의 한 형태로 볼 수 있다. 움직임 모의 실행 중에는
실제로 동작을 하지 않지만 머릿속으로 턴을 도는 등 자세한 동작을 상상하게 된
다. 반면, 해부학적, 은유적 큐잉은 동작 중에 설명하는 경우가 많다.

해부학적 큐잉

진화적으로 우리 몸이 어떻게 디자인 되었는지, 해부학적 기능은 무엇인지에 대해 알려주는 큐잉도 할 수 있다. 몸이 어떻게 움직이는 것이 가장 효과적이고, 움직일 수 없거나 움직여서는 안 되는 방법을 알려주는 것이다. 이런 큐잉은 해부학적 기능을 향상시키는 훌륭한 방법이다. 간단한 해부학적 큐잉의 예시는 '엉덩관절에 집중하

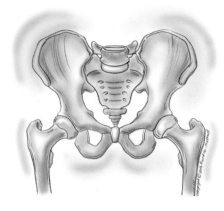

The pelvis with the hip joint

세요', '엉덩관절에서부터 움직임을 시작하세요'와 같은 것이다. 이런 큐잉이 효과가 있으려면 학생들이 엉덩관절의 위치를 시각적 또는 감각적으로 알아야 하는데, 놀랍게도 많은 학생들이 정확하게 모른다. 심지어 숙련된 학생들조차 엉덩관절을 가리키도록 하면, 손가락이 아랫배, 장골능, 넙다리뼈의 대전자 등 다른 위치를 가리키는 경우가 꽤 있다.

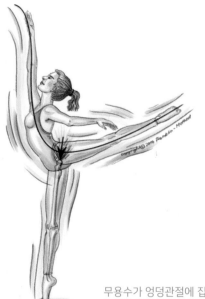

무용수가 엉덩관절에 집중하며 아라베스크
동작을 하면 균형을 잘 잡는 데 도움이 된다.

엉덩관절의 위치를 머릿속에 명확하게 떠올릴 수 있게 되면 다양한 큐잉이 유용해진다. 무용에서 균형을 잡을 때 '다리 위에 서세요'라는 애매한 큐잉을 하는데, 이 때 사용하는 다리라는 용어는 해부학적으로 엄밀하게는 아래쪽 다리 영역을 가리켜서 어느 부위에 집중해야 할 지 모호하게 만든다. 만약 '아라베스크를 할 때 넙다리뼈 머리에 올라 서서 균형을 잡으세요'라고 말하면 큐잉의 정확성을 높일 수 있다.

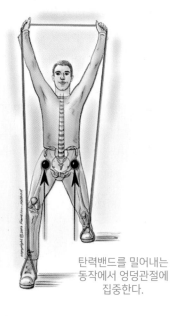

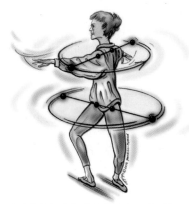

엉덩관절과 어깨 관절의 정렬에 집중하도록
큐잉을 하면 턴을 더 잘 돌 수 있다.

탄력밴드를 밀어내는
동작에서 엉덩관절에
집중한다.

선 상태에서 머리 위로 탄력밴드를
밀어내는 동작을 할 때, 엉덩관절 위에
골반이 균형있게 올려져 있는 데 집중
을 하면 상체의 불필요한 힘과 긴장도
를 줄일 수 있다.

엉덩관절과 어깨관절이 수평을 이
루는지 확인하도록 큐잉하면 턴을 더
잘 도는 데 도움이 된다.

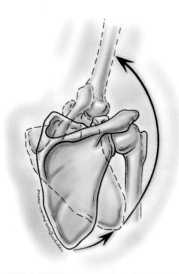

팔을 들어올릴 때 팔과 어깨뼈의 움직임

팔을 머리 위로 들어올릴 때 위팔뼈와 어깨뼈가 '견갑상완 리듬(hymeroscapu-
lar rhythm)'을 통해 움직인다. 위팔뼈(상완골, humerus)와 어깨뼈(견갑골, scapula)
의 움직임 비율이 거의 2:1이다. 이것은 팔을 머리위로 뻗어 나뭇가지 사이를 넘어
다니던 동물에서 진화하면서 "만들어진" 움직임이다. 개나 고양이는 이렇게 움직
일 수 없다.

견갑상완 리듬에 대한 큐잉을 하면 팔을 잘 들어올리는 데 도움이 된다. 그래서 팔을 들어올리기 어렵게 만드는 큐잉을 들었을 때 굉장히 놀랐다. 팔을 들어올릴 때 어깨뼈를 '아래로', '안으로' 내리라는 큐잉을 하면 어깨뼈가 원래 해야 하는 역할을 하지 못하게 한다. 어깨뼈는 위팔뼈가 맞닿는 관절표면인 관절오목(glenoid fossa)을 들어올려지도록 움직여서 어깨뼈의 어깨뼈봉우리(acromion)와 위팔뼈가 부딪히지 않고 팔을 들어올릴 수 있게 해준다. 이 과정에서 어깨뼈는 흉곽 위에서 돌아가고 미끄러지며 3차원적으로 움직인다. 팔을 들어올릴 때 어깨복합체(shoulder girdle)가 함께 움직이려면 어깨뼈를 내리고 조으라는 큐잉을 하지 말고 견갑상완 리듬을 통해 기능적으로 움직일 수 있게 해야 한다.

'척추를 벽에 붙이듯 쌓아올린 것처럼 쭉 펴세요'라는 큐잉도 기능적이지 않다. 이런 큐잉은 걷는 등의 일상생활에서 생기는 충격을 흡수하기 위해 척추의 타고난 곡선이 필요하다는 사실을 무시한다. 척추를 곧게 펴서 탄력성이 떨어지면 허리통증이 발생할 가능성이 높아진다. 척추의 안정성에 대해 근본적 오해를 일으키는 '벽'이라는 은유적 표현을 척추에 빗대어 사용하지 말기를 권한다.

벽은 구조적으로 매우 안정적이지만 사람의 척추는 그렇지 않다. 사람의 척추는 신경근육계를 통해 움직이면서 "각 상황에서 필요한 안정성"을 만들어낸다. 이렇게 작동하면 큰 장점이 있다. 순식간

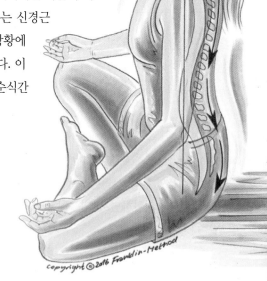

척추 근육의 과도한 긴장을 내려놓고 이완하면서 척추를 길게 편다.

copyright ©2016 Franklin-Method

에 자세를 바꿀 수 있다는 것이다. 벽을 움직이려면 큰 힘이 필요하지만 척추는 작은 힘으로도 움직인다. 사람의 움직임은 빠르고 적응력이 뛰어난 데 이 점이 초기 인류의 생존에 도움이 됐다. 자주 쓰이는 '척추를 길게 늘이세요'라는 큐잉은 척추의 유연성과 탄력성을 포함해서 사용해야 한다. 근육이 이완한 상태에서 척추가 균형을 이루며 길어지는 데에 이전 페이지의 그림이 도움을 줄 수 있다.

호흡과 복부에 관한 많은 큐잉은 호흡의 기능과 복근이 어떻게 안정화되는지에 대한 오해에서 비롯했다. "복부 전체, 특히 횡격막을 안으로 당기세요'를 예로 들면, 이미 몸 안에 있는 데다가 체벽을 이루지 않는 횡격막은 안으로 잡아당길 수 없다. 또 횡격막은 안팎이 아니라 위아래로 움직인다. 해부학적으로 더 합리적인 큐잉은 '복부를 안으로 잡아당기면서 횡격막이 위쪽으로 올라가며 늘어나게 하세요'이다.

복부를 안쪽으로 넣으면 안정성이 높아질거라는 생각이 들게하는 큐잉이 많다. 실제로는 불안정성이 높아지고, 긴장도를 높여서 몸이 외부의 작은 변화에도 잘 대응하지 못하게 한다. 마지막으로, 들이마시려면 복근이 신장성 수축을 해야

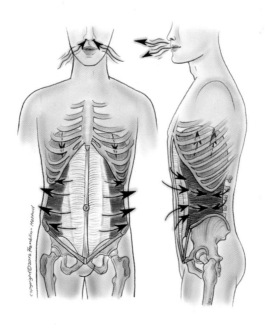

숨을 들이쉴 때 횡격막이 아래로 내려가고, 복횡근은 바깥쪽으로 움직인다. 숨을 내쉴 때 횡격막이 위로 올라가고, 복횡근은 안쪽으로 움직인다.

하는데 이렇게 한 상태에서는 숨을 제대로 들이쉴 수도 없다. 진화적 관점에서 복부는 횡격막이 내려오는 동안 장기들이 움직일 공간을 확보하기 위해 만들어졌다.

어떤 자세를 취하든 필요한 안정성을 만들고, 조화롭게 움직이고, 안정된 호흡을 하려면 튼튼하고, 안정적이고 적응가능한 복근을 만드는 것이 목표이다.

때로 큐잉은 주어진 움직임의 '형식'을 따른다는 이유로 정당화되기도 한다. 물론 까다로운 문제다. 해부학과 큐잉기술에 대한 충분한 이해가 있다면 기능적으로 잘 작동하는 좋은 자세를 만들 수 있다. 대부분의 경우 원하는 "동작의 모양"은 건강하고 질 좋은 움직임을 통해 만들어질 수 있다. 그런데 큐잉이 해부학적 기능을 계속 방해하는 경우에는 과도한 힘과 부담이 들어서 결국 긴장감, 통증, 상해로 이어질 수도 있다. 해부학과 생체역학을 제대로 반영하지 못한 큐잉을 대자면 끝이 없다. 기존의 큐잉을 비판하고자 이 책을 쓴 것이 아니다. 이 책은 과학적이고 유용한 큐잉법을 다양하게 배워서 쓸 수 있도록 돕기 위해서 쓰여졌다. 해부학적으로 부정확한 큐잉은 학생을 긴장하게 하고, 움직임을 오히려 방해하기 때문에 사용해서는 안 된다.

해부학적 이미지 큐잉은 일반적으로 동작을 가르칠 때 사용된다. 이 큐잉을 사용할 때에는 몸의 구조와 형태를 상상하는 것이다. 유연한 엉덩관절이나 균형잡힌 척추에 대해 큐잉을 한다면, 해부학적 이미지를 사용한 것이다.

엄밀히 말하면, 해부학적 이미지는 생물학적 이미지의 일부분이다. 생물학적 이미지의 다른 하위유형으로는 생리학적, 생체역학적 이미지가 있다. 세포, 혈관, 장기 등과 관련한 화학적, 물리적인 기능에 초점을 맞춘다면 생리학적 이미지를 사용하는 것이다. 운동하는 동안 근육으로 혈액이 원활하게 공급되는 걸 상상하게 하는 것도 생리학적 이미지 큐잉이다. 호흡을 하는 동안 장기의 해독에 집중을 하라고 할 수도 있다. 엄격한 의미에서는 해부학적인 큐잉과 생체역학적 큐잉을 구별해야 한다. 만약 엉치뼈에 집중한 큐잉을 한다면 해부학적 큐잉이다. 천장관절에서 엉치뼈의 움직임이 고르게 나오는 데 집중한다면 생체역학적 큐잉이다. 대부분의 경우에는 이런 하위유형의 큐잉들이 섞여서 사용되고, 이 책에서는 이 모든 경우를 해부학적 이미지라고 단순하게 정리했다.

해부학적 큐잉의 단점은 학생들이 이해하도록 설명하는 데 시간이 걸린다는 것이다. 사전지식이 없는 학생에게 꼬리뼈에서부터 움직임을 시작하라고 하거나 어깨뼈를 미끄러지듯 회전하라고 하거나, 엉덩관절의 정렬을 맞추라고 할 수는 없다. 학생들이 실제로 그 구조를 떠올리고 느낄 수 없는 상태에서 하는 해부학적 큐잉은 학생에게 좌절감을 줄 수 있다. 이 때에는 해부학 뼈모형, 사진, 그림들을 사용하면 학생이 큐잉을 이해하는 데 도움이 된다.

과장된 해부학적 이미지

　해부학 이미지는 실제 해부학 구조를 사용할 수도 있지만 몸이 실제로 할 수 없는 이미지를 사용할 수도 있다. 모순처럼 보이지만 때로는 이런 큐잉이 도움이 된다. 꼬리뼈가 실제 길이보다 훨씬 더 길게 뻗어 있다고 상상하면 척추 전체를 길어진다고 느끼는 데 도움이 된다. 마찬가지로 어깨뼈가 허리까지 미끄러져 내려간다는 큐잉도 긴장을 완화하는 데 도움을 줄 수 있다.

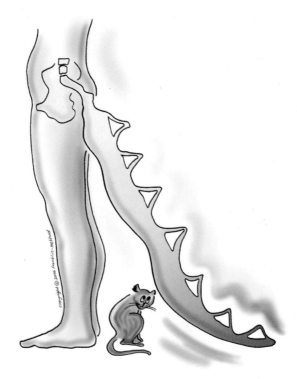

과장된 해부학적 이미지의 예: 꼬리뼈가 바닥까지 길게 늘어뜨려져있다고 상상한다.

생체역학적 이미지: 운동학과 운동역학

생체역학적 이미지는 신체에서 일어나는 움직임과 힘을 정확하게 시각화하고 감지(고유수용감각, proprioception)하는 것을 말한다. 생체역학적 이미지를 사용할 때 동작에 초점을 맞추면 운동학(Kinematics), 동작의 힘(역학)에 초점을 맞추면 운동역학(Kinetics)이라고 한다.

보통 큐잉은 움직임과 힘을 모두 포함하고 있다. '코어를 사용하세요'라는 일반적인 큐잉은 학생에게 복부를 집어넣으라는 움직임이나 복부를 수축하는 힘으로 받아들여진다. 그러나 실제로 코어는 다양한 근육과 구조물을 포함하기 때문에 약간의 설명이 추가로 필요하다.

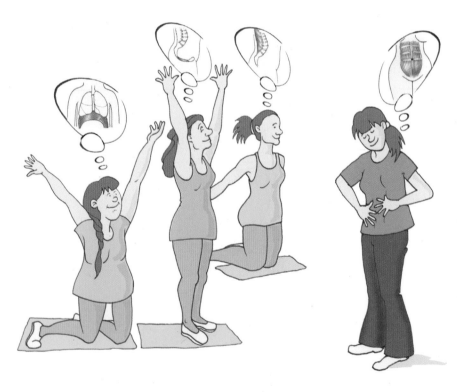

"코어를 사용하세요"라는 큐잉은 다양한 이해와 반응을 불러일으킨다.

팔을 위로 뻗는 동작을 할 때 '손을 가볍게 띄우면서 어깨의 무게를 느끼세요'라는 큐잉은 본질적으로 운동학과 연관되어 있다. 손이 떠오르며 느껴지는 가벼움과 중력이라고도 할 수 있는 어깨의 무게를 느끼는 게 중요하다. 무게를 상상하거나 느끼는 것은 어깨를 억지로 눌러내리는 것과 다르다는 데 유의하자.

또는 어깨뼈가 주차 차단기와 같이 평형추처럼 움직인다고 상상할 수도 있다.

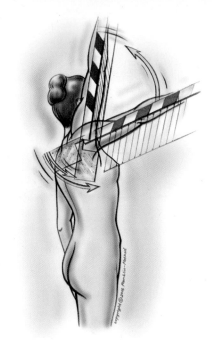

주차 차단기의 움직임과 비슷하게 어깨뼈가 팔뼈를 들어올리는 평형추 역할을 한다.

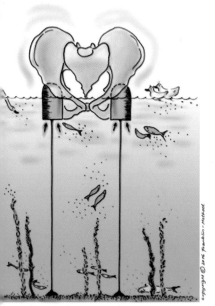

넙다리뼈의 머리가 부표처럼 골반을 위로 떠받치고 있다.

골반을 위로 끌어올리는 느낌을 찾는데 도움이 되는 훌륭한 이미지가 있다. 넙다리뼈의 머리가 부표처럼 골반의 엉덩 관절을 떠받들어 밀어올린다고 상상해보자. 단순히 서 있기만 해도 골반과 다리 사이에는 꽤 큰 힘이 전달된다. 몸무게에서 다리의 무게를 뺀 힘 말이다. 이 때 오른쪽과 왼쪽이 균형을 맞춘 상태로 골반의 올바른 관절위치에 힘이 전달되는지 확인하자.

'다리를 들 때 넙다리뼈 머리가 엉덩 관절의 소켓 안으로 가라앉는다고 상상해보세요"라는 큐잉은 운동학에 집중한 큐잉이다. 만약 '미끄러져 내려갑니다' 대신 '넙다

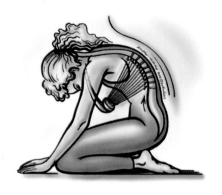

리뼈 머리가 무거워지는 것을 느끼면서 골반 소켓에 쉴 수 있게 편하게 내려놓는다고 상상하세요'라고 표현하면 무게의 힘을 사용한 운동역학에 집중한 큐잉으로 바꾼 것이다.

아래 그림에서는 무게와 힘을 포함한 또 다른 이미지 큐잉의 예시를 볼 수 있다. 요가의 다운 독 자세를 표현한 그림이다. 이 큐잉은 밴드가 골반을 들어올리고, 뒤꿈치는 무게추에 의해서 바닥으로 끌어내려지는 것을 묘사하고 있다.

척추 앞에서 물이 뿜어져나와서 척추를
둥글게 만드는 것을 돕는다.

위 그림에서는 척추를 부드럽게 말아올릴 때 척추 앞에서 물이 뿜어져 나온다는 이미지를 사용하고 있다. 척추의 앞쪽에 집중해서 들어올리는 감각을 줄 수 있어서 좋은 큐잉이다.

이런 예시들을 통해 큐잉이 섬세한 예술이기도 하다는 것을 확인했다. 큐잉의 성공여부는 궁극적으로는 다음 질문에 '예'라는 대답을 할 수 있는지로 판가름한다. 큐잉을 통해 고객이나 학생이 더 쉽고 정확하게 움직이는 데 도움을 주었나?

앞으로 수업을 할 때 운동학적인 큐잉과 운동역학적 큐잉을 바꿔서 사용해보아라. 아마 둘 중 하나만 사용해서 큐잉을 하고 있었을 확률이 높고, 다른 정보를 포함한 큐잉을 했을 때 학생에게 더 도움이 된다는 걸 알 수 있을 것이다. 두 가지 모두를 사용하는 게 가장 좋고, 많은 교육자들이 직관적으로 그렇게 하고 있다.

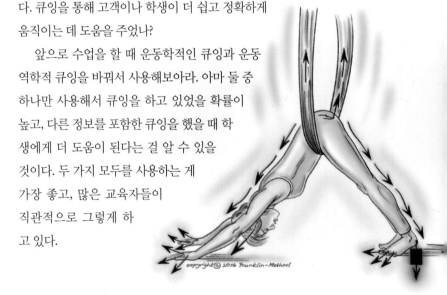

허리를 끌어올리는 밴드와 뒤꿈치를 끌어내리는
무게추 이미지를 사용한 다운 독 자세

큐잉에 해부학 정보를 얼마나 포함해야 할까?

간단하게 답하면 학생이 동작을 바꾸고 개선하는 방법을 이해하는 데에 필요한 만큼 알려줘야 한다. 정보가 너무 적으면 뭘 해야 할 지 확실하지 않고, 너무 많으면 어쩔 줄 모르거나 혼란스러운 상태를 만든다. 예시를 통해 확실하게 짚고 넘어가보자. 체질량(body mass)은 대부분 근육과 근막으로 이루어져있다. 근근막(myofascial) 이미지는 알아두면 좋지만, 복잡하므로 최대한 간단하게 설명한다. 엉덩관절을 굽힐 때 장요근에 집중하라고 하는 좋지만 도대체 무슨 의미인지 정확하지 않을 수 있다. 근육의 전체 모양에 집중하면서 움직이라는 건지, 다리와 척추에 연결된 힘줄 연결부위에 집중해서 움직이라는 건지, 장요근 근막의 효과에 집중하라는 건지 정확하지 않다. 장요근에 집중하라는 것이 도대체 무슨 의미인가? 큐잉을 할 때는 명확성이 중요하다. 모든 해부학적 큐잉의 가능성을 논하는 것은 이 책의 목적이 아니다. 중요한 것은 교육자가 해부학 이미지를 정확하게 알고 교육할 때 학생에게 쉽게 전달된다는 사실이다.

다른 예를 보자. 동작을 할 때 특정한 목적을 두고 학생에게 골반저근을 사용하라고 말하는 것만으로도 충분한 경우가 있지만, 그렇지 않을 때도 있다. '꼬리뼈, 엉치뼈, 치골 사이에 있는 근육에 집중해서 골반저근을 사용하세요'라고 추가적인 정보를 주면, 항문거근(levator ani)과 같이 몸의 앞뒤로 연결된 근육을 사용하기 쉬워진다. 좌골 사이에 있는 골반저근에 집중하게 하면, 옆으로 연결된 회음횡근(transversus perinei) 같은 근육을 더 사용하게 된다.

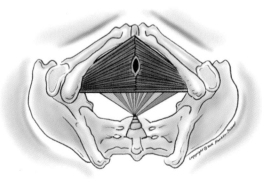

좌골사이에 연결된 회음횡근 그림(빨간색)

장기에 대한 큐잉

특히 요가에서는 장기에 대한 큐잉법을 아는 게 도움이 된다. 장기 사이, 장기와 뼈 사이, 장기와 근육 사이에도 관절과 같은 움직임이 많다. 동작을 할 때 이런 움직임들을 상상하고 체화하면 동작의 범위, 부드러움과 유연성이 많이 늘어난다. 예를 들어, 척추를 앞뒤 양옆으로 움직이거나 숨을 쉴 때마다 폐엽 사이의 접촉면에서 미끄러지는 움직임이 뚜렷하게 나타난다. 폐는 숨 쉴 때뿐 아니라 체간과 척추를 움직이는 모든 순간 횡격막 위에서 미끄러진다.

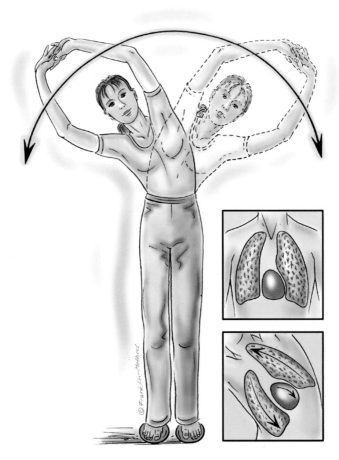

심장의 움직임과 장기사이의 관절을 표현한 그림

44

은유적 큐잉

은유적 큐잉은 요가, 필라테스, 무용에서 주로 쓰인다. 아이들에게도 도움이 되는 큐잉이다.

무언가를 표현하기 위해서 다른 대상을 설명하는 이미지나 아이디어를 쓰는 큐잉이다. 은유법은 일종의 비교이다. 은유는 움직임을 질적으로 좋게 하거나, 움직임의 시작, 초점의 변화, 에너지 레벨의 변화 등을 만들어 낼 수 있는 많은 가능성을 가지고 있다.

생물학적 이미지에 비해 은유의 장점은 개인적 경험에 맞춰 바꿀 수 있다는 것이다. 은유적 이미지는 해부학적 이미지보다 이해하기 쉽고, 나이와 숙련도에 상관없이 사용할 수 있다. 은유는 본질적으로 개인적이라는 게 단점이 된다. 하나의 큐잉이 모두에게 똑같이 효과가 있는 게 아니다. 만약 학생 어깨의 긴장을 낮추려는 의도로 아이스크림이 녹는다는 은유법을 사용했을 때, 유제품 알레르기가 있는 사람은 안 좋은 기억이 떠오를 수도 있다.

다음 그림을 보면, 상체를 골반에서부터 아래로 늘어뜨려진 부드러운 천이라고 은유적으로 표현한 것을 볼 수 있다. 여기에 좌골에 달려있는 풍선이 엉덩 관절을 더 잘 굽히도록 돕는다.

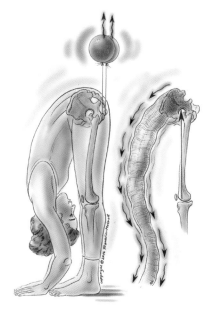

상체를 아래로 늘어뜨려진 부드러운 천이라고 상상한다.

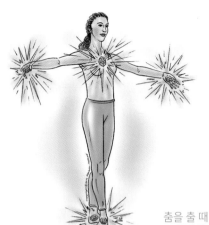

춤을 출 때는 표현력과 공간 장악력이 중요하다. 이 그림에서는 발과 손의 반짝이는 보석 이미지를 통해 표현력과 존재감을 상승시키는 은유법이 표현력과 장악력을 돕는다.

춤을 출 때 표현력을 높이기 위해
반짝이는 보석을 상상한다.

필라테스 동작 중 '롤링 라이크 어 볼(rolling like a ball)'은 은유적 표현을 따와서 이름을 지었기 때문에 비유를 사용해서 움직일 수 있다. 실제로 동작의 이름이 적절한 큐잉이 되기도 하는 경우는 흔하지는 않다.

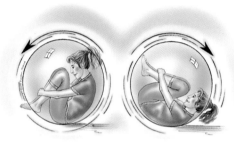

공처럼 구른다고 상상한다.

필라테스 동작 중 싱글레그 스트레치는 다양한 은유적 표현을 사용해서 큐잉할 수 있다.

'손으로 잡고 있는 다리쪽 골반이 몸쪽으로 굴러오는 바퀴라고 상상하세요. 발끝에서 물이 뿜어져 나오고, 푹신푹신한 페인트 롤러가 목을 편하게 늘려주고, 풍선이 머리를 끌어 올립니다.'

필라테스 싱글레그 스트레치에서
사용할 수 있는 이미지

정해진 은유법 vs 맞춤형 은유법

이미 정해진 은유적 큐잉을 사용해서 움직임을 가르칠 수도 있지만, 상황과 학생의 요구에 맞춘 은유법을 만들어 낼 수도 있다. 대부분의 교육 방법론은 고유의 은유적 큐잉을 사용하고 있다.

"체어 포즈(Chair pose)", "다운워드 페이싱 독(Downward facing dog)" 등 동작의 이름만 말해도, 대부분 요가 수련자가 동작을 하는 데 충분한 정보를 준 것이나 마찬가지다. 이러한 은유적 표현 중 일부는 은유법을 통해 머릿속에 떠오르는 이미지와 밀접한 관련이 없는 경우도 있다. 하지만 학생은 은유를 듣기만 해도 일련의 동작이나 어떻게 해야 하는지에 연관지어 기억해낸다. 이런 은유법은 가르치는 것을 굉장히 단순화시킬 수는 있지만, 교육자가 학생이 기억하고 있는 움직임에 대한 정보를 수정하는 데 어려움을 겪을 수 있다. 대부분의 교육자는 학생의 움직임을 더 정교하게 수정하기 위해서 추가적인 지시와 은유법을 사용한다.

관점과 위치에 따른 다양한 이미지

상상할 수 있는 이미지는 몸 안에 있을 수도 있고, 몸 밖에 있을 수도 있다. 주변 공간 전부를 채울 수도 있고, 몸 전체를 채울 수도 있다. 공간에서 이미지를 활용하는 것은 이미지 관점과는 다르다. 신체 내부의 관점에서 본 이미지를 내적 관점(inner perspective)라고 하고, 자신을 외부에서 바라보듯 관찰하는 것은 외부 시각(outer perspective)이라고 한다. 일반적으로 내부 관점이 외부 관점보다 운동감각적 이미지에 더 적합하다.

공감각 이미지는 다음과 같은 경우의 수로 활용할 수 있다.
- 신체 내부의 정확한 위치를 사용한 심상화(내적 – 일부)
- 신체 외부의 정확한 위치를 사용한 심상화 (외적 – 일부)
- 신체 내부를 가득 채우는 심사화 (내적 – 전체)
- 신체 외부를 가득 둘러싼 이미지 (외적 – 전체)

외적 전체 이미지는 외부 공간 어디에나 존재하는 은유적 심상을 말한다. 당연하겠지만 해부학적 이미지는 일반적으로 신체 내부에 있다. 해부학 구조 중에서 크기가 아주 작은 단위를 공부할 때에는 이해를 돕기 위해 크기가 큰 버전(예시: 거대한 세포)을 심상화 하기도 한다.

신체 내부에 위치한 해부학적 이미지와 은유적 이미지는 스포츠에서는 흔하게 사용하지 않지만 요가, 무용, 필라테스 및 다른 메소드에서 자주 사용한다. 외부와 내부 관점에서 전체 공간 이미지를 활용할 수 있지만, 내부-일부 이미지를 외부 관점에서 보는 것은 흔치 않다.

내부-일부 이미지

눈과 그 주변의 공간을 상상한다면 내부-일부 이미지를 사용하는 것이다. 이 책을 읽는 동안 이 이미지를 활용하면 눈이 편안해지는 것을 느낄 수 있다.

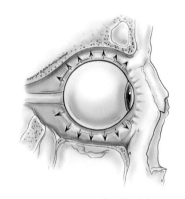

눈 주변 공간이 충분히 넓다고 상상해 보자.

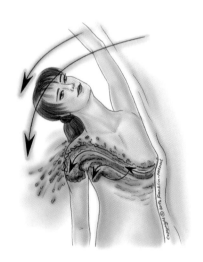

파도가 몸 안에서 몸 바깥쪽으로 치며 척추를 부드럽게 옆으로 구부리게 돕는다고 상상해 보자.

흉곽 주변에 파도가 친다고 상상하는 것도 내부-일부 이미지를 활용한 예이다.

내부-전체 이미지

처음에는 내부-전체 이미지가 가장 드물게 쓰이는 것처럼 보이지만, 한 번 이해하고 나면 더 자주 활용할 수 있게 된다. 예를 들어 "들이쉴 때마다 몸이 공기로 가득찬다고 상상하세요"라고 큐잉할 수 있다. 학생에게 세포나 결합 조직을 상상하라고 할 때, 세포와 결합 조직은 몸 전체에 퍼져 있기 때문에 내부-전체 해부학적 큐잉을 사용하는 것이다.

몸 안이 풍선으로 가득찼다고 상상하면 내부-전체 이미지를 사용하는 것이다. 이 이미지를 사용해서 움직이면 몸이 가벼워지는 것을 느낄 수 있다.

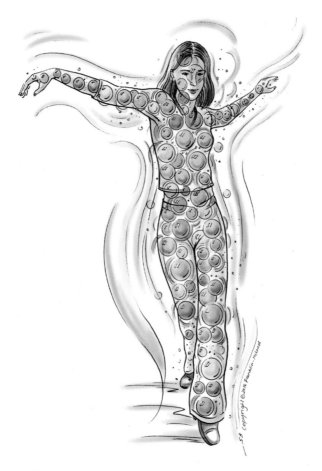

몸 전체가 둥둥 떠다니는 풍선으로 가득찼다고 상상해 보자.

외부-일부 이미지

내가 가장 처음 쓴 책은 '브레이크댄스(1984)'라는 책이다. 이 책에서 특정 동작을 시작하는 방법을 설명하기 위해서 외부-일부 이미지를 어떻게 사용했는지 설명했다. 나비가 머리위로 날아가는 것을 바라보는 상상을 하면서 웨이브를 할 때 머리부터 움직이도록 가르쳤다.

필라테스나 요가의 브릿지 자세를 할 때는 골반 아래에 있는 구름이 들어 올려주는 상상을 하거나, 치골에 매달린 실에 딸려 올라가는 상상을 한다면 외부-일부 이미지를 사용하는 큐잉이 된다.

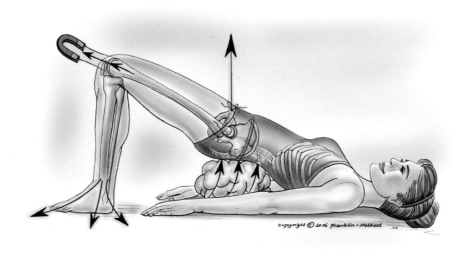

골반을 들어 올려주는 구름, 치골을 끌어올리는 실을 상상해 보자.

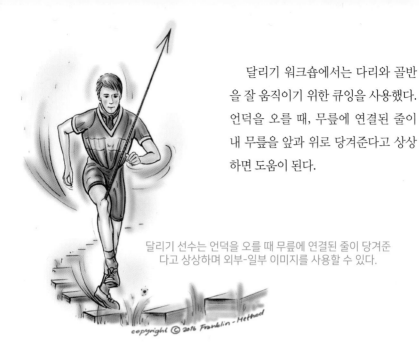

달리기 워크숍에서는 다리와 골반을 잘 움직이기 위한 큐잉을 사용했다. 언덕을 오를 때, 무릎에 연결된 줄이 내 무릎을 앞과 위로 당겨준다고 상상하면 도움이 된다.

달리기 선수는 언덕을 오를 때 무릎에 연결된 줄이 당겨준다고 상상하며 외부-일부 이미지를 사용할 수 있다.

뉴욕 예술대학에서 몸을 떨어뜨렸다가 다시 튀어 오르는 리먼 테크닉(Limon Technique)을 배운 적이 있다. 이 동작을 연습할 때 내가 떨어지는 방향에 있는 거대한 스프링을 사용해 다시 튀어 오르는 상상을 하곤 했다.

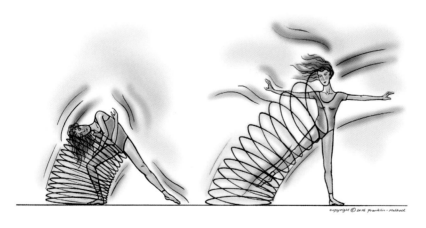

무용수는 측면으로 착지했다가 튀어오를 때 거대한 스프링을 상상할 수 있다.

외부-전체 이미지

시냇가 근처의 아름다운 초원과 같은 특별한 곳에 있다고 상상하면 그 이미지는 내 몸의 밖에 있는 전체 공간을 상상하는 것이다. 이렇게 특별한 환경에 둘러싸여 있다고 상상하면 외부-전체 이미지를 사용하게 된다. 교육자는 편안하고 안정감을 주는 환경을 떠올리는 큐잉을 사용해서 학생이 편안하게 이완하도록 할 수 있다.

아래에서 강한 바람이 부는 것을 상상하게 하는 큐잉을 사용해서 무용수가 다리를 더 높이 더 쉽게 드는 데 도움을 줄 수 있다.

또는 좀 더 로맨틱한 분위기를 연출하려면 촛불로 주변이 환하게 비춰진다고 상상해도 좋다.

경기 중 스트레스가 높은 환경에서도 몸이 편안하고 자신감이 느껴지는 것을 상상할 수도 있다. 운동선수는 외부-전체 이미지를 사용해서 자신이 성공하는 장면을 상상할 수 있다. 예를 들어 주변 사람들이 모두 환호하는 가운데 결승선을 통과하는 장면을 상상할 수 있다. 경기 중 스트레스가 많은 환경에서도 몸이 편안하고 자신감이 느껴진다고 상상할 수도 있다.

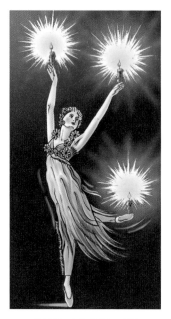

공간을 가득 채우는 촛불

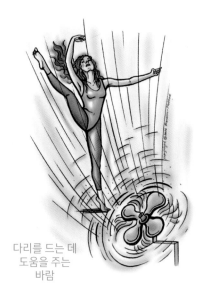

다리를 드는 데 도움을 주는 바람

운동 코치들은 외부-전체 이미지를 자주 사용하지 않지만, 그 가능성을 탐색해 볼 것은 가치가 있다. 학생이 운동할 때 주변에서 보고, 느끼고, 듣는 것에도 영향을 받기 때문에 집중을 흐트러뜨리거나 불편한 환경에 있는 학생을 도울 때 유용하다. 운동하는 공간을 아름다운 해변의 멋진 장면으로 바꾸는 것도 좋다. 이 큐잉이 동기부여에 큰 도움이 될 수도 있다.

만약 학생이 운동을 끝까지 마치기 힘들어한다면, 주변의 친구들이 응원하는 상상을 해보라고 할 수 있다. 운동하는 공간이 더워서 땀을 흘리고 있다면, 주변에 시원한 바람이 불어온다고 큐잉할 수도 있다.

주변 환경에 대한 이미지의 효과를 직접 경험하려면 아래와 같은 실험을 해봐도 좋다. 아래 예시는 동기부여하고 기분을 바꾸는 데 도움이 되는 전체 이미지의 예시다.

- 팔을 들었다 내리는 동작을 한다.
- 동작을 할 때 주변에 웃고 있는 얼굴들이 가득한 상황이라고 상상해보자.
- 팔을 들어올릴 때 드는 힘이 달라졌는지, 근육에 들어가는 힘의 정도, 특히 어깨에 긴장도가 얼마나 달라졌는지 보자.
- 이제 주변에 슬픈 표정 또는 화난 표정들이 가득한 상상을 하면서 움직여보자.
- 실제로 동작을 하기가 더 어려워졌다는 걸 알아차릴 수 있다.

웃는 얼굴을 아름다운 호수나 해변같은 풍경으로 바꿔도 된다. 우는 얼굴을 냄새나고 역겨운 풍경으로 바꿀 수도 있다. 주변의 환경을 긍정적으로 상상하는 것만으로도 동작이 더 편안하고 쉬워지는 것을 느낄 수 있다.

마지막으로 외부-전체 이미지의 전형적인 큐잉 중 하나는 주변에 흘러나오는 음악이 움직임을 만들고, 돕고, 시작하고, 움직이는 데 영향을 준다는 큐잉이다.

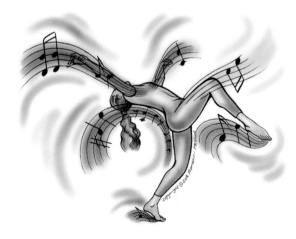

음악이 무용수의 몸을 움직인다.

큐잉의 조합, 변형, 진화

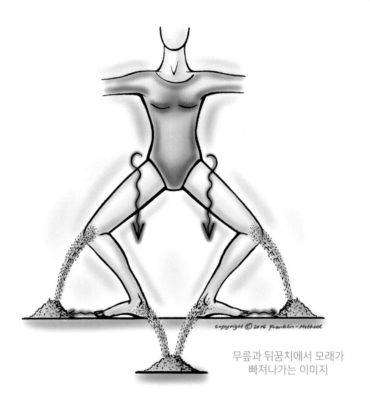

무릎과 뒤꿈치에서 모래가
빠져나가는 이미지

큐잉은 이전의 내용들을 합해서 만들어지기도 한다. 몸의 내부 또는 외부로 나눌 수 없는 좋은 큐잉들이 많다. 이런 큐잉은 몸 안쪽에서 바깥쪽으로 또는 그 반대로 이동하는 걸 설명하는 큐잉이다.

내부에서 외부로 관점을 옮기는 이미지의 예로 위의 그림에서 허벅지, 무릎, 뒤꿈치에서 모래가 쏟아지는 모습을 볼 수 있다. 모래는 긴장을 표현하고, 허벅지와 발에서 모래를 쏟듯 긴장을 푸는 것이다. 이런 큐잉은 학생의 유연성을 향상하는 데 효과적이다.

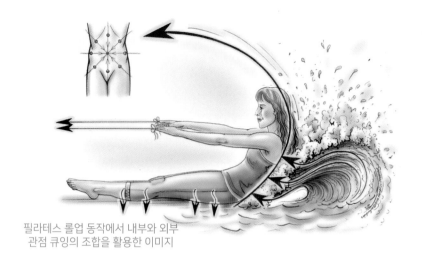

필라테스 롤업 동작에서 내부와 외부
관점 큐잉의 조합을 활용한 이미지

학생의 숙련도에 따라서 다양한 큐잉을 조합해서 사용할 수 있다. 몸의 안팎에서 일어나는 움직임을 일부/전체 심상을 사용해서 큐잉할 수 있다. 은유와 해부학 큐잉도 함께 사용하기도 한다.

스탠딩 보우 자세(Standing bow pose):
넙다리뼈 머리가 고관절의 소켓 안에
위치하고 줄을 통해서 몸을 길게 늘이고
안정성을 유지하도록 돕는 이미지

위의 예시처럼 필라테스 롤업 동작을 할 때 내부와 외부 관점 큐잉이 결합된 것을 볼 수 있다. 별도의 그림에서 보듯 복근의 중앙으로 모이는 힘은 내적 관점을 표현한다. 외부 은유는 몸통과 등의 효율적인 움직임을 돕는다.

위 그림은 요가의 스탠딩 포즈에서 내부와 외부 큐잉이 결합된 예이다. 넙다리뼈 머리를 엉덩관절의 소켓(hip socker) 중앙에 잘 올려두고 팔다리를 당기는 줄의 힘을 표현해서 몸을 늘이고 안정성을 높였다.

큐잉은 겹쳐서 사용할 수도 있다. 즉, 두 가지 큐잉을 함께 쓸 수 있다는 말이다. 큐잉의 적정한 양과 복잡성에 따라 도움이 될지 여부가 갈린다. 일반적으로 동시에 세 개 이상의 이미지를 사용하지 않는 게 좋다.

'발을 바닥에 꾹 누르고 , 엉덩 관절을 부드럽게 하고, 어깨가 녹아내리듯 힘을 빼세요' 이 정도의 큐잉은 대부분의 학생들에게 문제가 되지 않는다. "걸을 때 골반 반쪽이 서로 반대 방향으로 움직이면서 골반기저근이 대각선으로 늘어난다고 생각하세요."와 같이 복잡한 해부학 이미지를 사용하는 경우에는 주의하도록 한다. 이럴 때는 큐잉의 첫 번째 부분인 걸을 때 시상면에서 골반 반쪽이 반대 방향으로 움직이는 데 집중하는 것만으로도 충분하다.

보통은 큐잉이라고 하면 '코어를 쓰세요'와 같은 전형적인 하나의 큐잉만 떠올린다. 해부학 구조가 복잡하기 때문에 사실 이 하나의 큐잉에는 여러가지 의미가 담겨져 있고, 코어를 사용한다는 게 어떤 의미인지 좀 더 자세하게 설명해주면 좋다. 일반적으로 말하는 코어는 몸 가장 안쪽에 있는 복근과 허리 근육, 횡격막, 그리고 골반기저근을 포함한다.

큐잉을 사용하는 아주 효과적인 방법은 해부학적 큐잉과 은유적 큐잉을 모두 사용하는 것이다. 생물학적 이미지를 통해 정확성을 유지하면서 은유적 이미지를 통해 질적인 내용을 제공한다. 이런 이미지는 해부학적 이미지에서 은유적 이미지로, 다시 해부학적 이미지로 바뀔 수 있다.

다음은 해부학적 큐잉과 은유적 큐잉을 비교한 것이다.

- "어깨에 힘을 빼세요" 또는 "어깨가 아이스크림처럼 녹아내립니다."
- "척추를 길게 늘이세요" 또는 "머리가 풍선처럼 떠 오릅니다."
- "허벅지 뒤 근육을 늘이세요" 또는 "허벅지 뒤 근육이 엿가락처럼 늘어난다고 상상하세요"

이미지도 진화할 수 있다. 교육자는 이미지를 제안하고 학생들에게 그 이미지를 자신에게 가장 잘 맞도록 바꾸라고 할 수 있다. 가르치는 과정에서 자연스럽게 자주 일어나는 일이기도 하다. 한 가지 유형의 큐잉이 수업하면서 다른 큐잉으로 진화하기도 한다.

연속된 이미지

연속 이미지는 주로 외부 공간에 은유적 이미지를 여러 개 연결해서 움직임을 더 빠르고 쉽게 배울 수 있게 해준다. 실제 동작과 함께 하면 가장 효과적이다.

"사과에 손을 뻗어 나무에서 사과를 따고 친구에게 던지세요"라는 연속 이미지의 예를 들 수 있다. 이 연속 이미지는 동작을 하기에 충분한 정보를 준다.

연속 이미지는 주로 초보자에게 적합하고, 일반적인 시각적 큐잉(시각 정보를 운동 감각으로 전달)보다는 빨리 배우고 복잡한 동작을 습득하는 데 도움이 된다.

큐잉과 다양한 감각

이미지에 다양한 감각 양식(modality)를 사용할 수 있다. 많은 교육자들이 시각적, 그리고 운동학적 이미지를 사용한다. 청각, 미각, 후각 등의 이미지는 덜 쓰이는 편이다. 다음 표는 큐잉에 사용할 수 있는 감각 양식을 개괄적으로 보여준다.

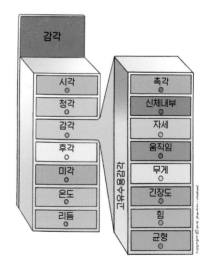

감각 양식 도구상자

운동 감각 큐잉

운동능력 향상에 중요한 유형 중 하나인 운동 감각(Kinesthetic) 큐잉은 움직임과 힘에 중점을 둔다. 운동 감각 큐잉을 할 때는 몸의 위치, 무게, 균형, 사용된 힘의 양을 감지하는 내적 감각에 집중한다. 고유수용체는 자세를 감지하는 감각기관이다. 고유수용체는 중력의 방향, 움직임의 속도, 속도의 변화, 자세, 근육의 긴장도, 균형감, 무게, 그리고 뇌에서 정신적 평가를 해서 전반적으로 얼마나 노력이 들어가는지에 대한 감각을 감지한다.

따라서 일반적으로 알고 있는 오감인 촉각, 청각, 미각, 후각, 시각 외에도 운동 감각과 고유수용감각을 각각 독립적인 감각으로 고려해야 한다. 종종, 운동 교육에서 중요한 많은 감각(균형감각과 같은)이 촉각의 범주에 포함되는 경우가 많다. 이런 분류는 정확하지 않은 정보이고, 57페이지에 도구 상자를 보면 실제로 별개의 감각 양식이라는 사실을 알 수 있다.

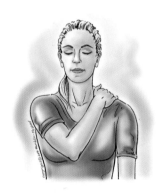

어깨를 촉각으로 느껴본다.

촉각 큐잉

촉각 큐잉은 촉감을 사용한 큐잉이다. 질감, 단단함, 무게, 온도를 느끼는데 도움을 주는 감각적 방법이다. 터치는 모든 종류의 이미지와 어울려서 심상을 효과적으로 하게 해준다.

특정 동작에서 몸을 잘 느끼지 못하거나, 자세를 취할 때 긴장감이 있다

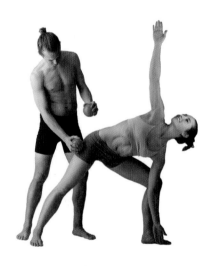

요가 아사나 동작을 할 때 공으로 두드린다.

면, 공으로 가볍게 두드리는 것이 큰 도움이 된다. 공으로 두드리는 것은 자세에 대한 인지력을 전반적으로 높이는 데 큰 도움이 된다.

온도

의외로 온도를 큐잉에서 사용할 수 있는데, 꽤 도움이 된다. 예를 들어, 긴장감을 낮추고 코어를 강화하기 위해서 몸의 중심축을 제외한 어깨와 목 등 온몸이 아이스크림처럼 녹아내린다고 상상한다. 더운 날에는 시원한 물줄기가 등 뒤로 흘러가는 상상을 통해 척추를 길게 늘이도록 큐잉할 수도 있다.

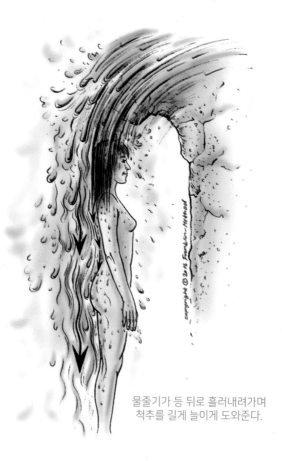

물줄기가 등 뒤로 흘러내려가며
척추를 길게 늘이게 도와준다.

미각과 후각 이미지

사과를 맛보는 상상을 한다면, 미각적 이미지를 사용하는 것이다. 이런 종류의 이미지는 후각 이미지와 함께 사용되기도 한다. 꽃향기를 맡는 상상을 한다면, 아마도 머릿속에 꽃이 그려질 것이다. 이런 감각법은 움직임을 가르칠 때 흔히 볼 수 있는 것은 아니지만, 사용할 수 있다. 오른쪽 그림에서 보듯 아이스크림이 녹는다고 상상하면 중심축을 단단히 하면서 몸 주변부의 긴장을 푸는 데 도움이 된다.

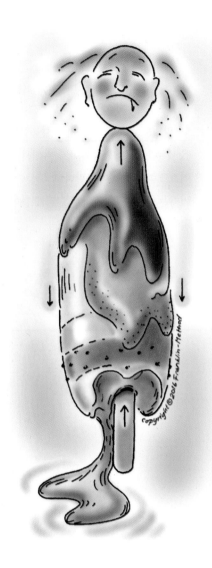

몸 주변부의 긴장이 아이스크림처럼 녹아내린다.

타이밍과 리듬

리듬은 운동에서 굉장히 중요하고 운동감각의 일부라고 하기보다는 별도의 감각으로 분류하는 게 맞다. 정확한 동작을 연습할 때 리듬이 맞지 않는다면 동작이 어우러지지 못한다. 타이밍과 리듬에 관련한 큐잉은 청각과 언어를 사용한다. '빠르게', '느리게', '서두르지 말고', '리듬을 느끼면서' 등과 같이 말이다. 박수를 치거나 다른 도구들을 두드리는 것도 가능하다.

고려해야 할 두 가지 리듬 또는 시간적인 측면이 있다. 기본적인 리듬은 움직임을 통제하는 전반적 리듬을 이야기한다. 수영을 할 때 전반적으로 더 빠르게 하거나 느리게 하는 것을 말한다.

관계적 리듬, 동기화는 몸의 각 부분이 서로에게 영향을 미치며 연결되는 타이밍을 조절하는 것을 말한다. 자유형을 할 때 팔다리가 일정한 리듬으로 움직이는 것과 같다. 팔을 한 번 저을 때마다 다리를 두 번, 네 번, 또는 여섯 번 찰 수 있다. 한 팔이 물속으로 들어갈 때 반대쪽 다리를 차야 한다. 발차기하는 타이밍이 손이 물에 들어가는 시점과 일치하지 않으면 몸이 회전하는 걸 방해한다.

부정적 큐잉

누구나 수업에서 부정적 큐잉을 들어본 적이 있을 것이다. '숨을 참지 마세요', '어깨를 긴장시키지 마세요', '긴장돼 보여요' '다리 떨어뜨리지 마세요', 심지어 '뛰어갈 때 넘어지지 마세요'라는 큐잉까지 들어봤다. 부정적인 큐잉은 좋지 않은 일이나 일어나면 안 되는 일에 집중하게 만든다. 많은 경우, 부정적인 큐잉은 효과가 없다. 학생들의 기분을 나쁘게 하고, 의욕을 떨어뜨리고, 긴장과 불안감을 높인다.

수업을 시작하기 전 학생들에게 수업의 목표를 물어볼 때가 있다. 놀랍게도 대부분의 대답이 '다치지 않고 운동하고 싶어요', '턴을 할 때 넘어지지 않고 싶어요'와 같이 부정적인 내용이다. 물론 몸으로 일하는 직업을 가진 이상 부상을 피하는 것은 중요하다. 그러나 긍정적인 상태가 되는 것보다 부정적인 것을 피하는 데만 집중하는 것은 충분한 대답이 아니다. 이 말은 무엇을 먹고 싶냐고 물었을 때 '나이거랑 저거는 먹고싶지 않다'라는 대답과 같다. 대답하지 않은 것과 마찬가지다. 결국 음식을 먹지 못하거나 먹고싶지 않은 음식을 먹게 될 가능성이 크다.

긍정적인 목표를 말하는 것은 '지금 했던 동작을 더 쉽고 멋지게 해낼 수 있을 거에요', '이 동작은 엉덩 관절을 좀 더 열면 잘 될 거에요', '다리를 계속 들고 있으려고 노력하면 돼요' 라고 말하는 것이다.

드물게 유머를 곁들여서 부정적인 큐잉을 하는 게 도움이 될 때가 있다. 만약 수업시간에 숨을 더 크고 자유롭게 쉬라고 하는 큐잉이 소용이 없다면 부정적인 큐잉을 쓸 수 있다. '움직이는 동안 숨을 참으세요. 숨 쉬지 마요, 누구 산소 모자라는 사람 있어요?' 이런 종류의 큐잉은 보통 학생들을 웃게 만들어서 더 호흡을 잘하게 만든다.

효과적인 큐잉

큐잉을 효과적으로 하려면 여러 가지 요소를 고려해야 한다. 큐잉은 일단 생생하게 묘사하는 게 좋다. 생생한 큐잉은 학생이 선명하게 떠올릴 수 있고, 감각적인 특성과 시작, 방향, 힘, 움직임의 범위 등을 모두 포함한다. 학생이 소화할 수 있다는 가정하에 타이밍과 리듬의 측면도 중요하게 생각해야 한다. 또 큐잉을 효과적으로 하려면 학생의 능력과 관심에 맞추어야 한다.

교육자는 연습을 통해 다양한 학생들에게 가장 잘 맞는 큐잉이 무엇인지 배울 수 있다. 이때 학생의 숙련도, 체력 수준, 목표 등과 같은 다양한 요소들을 고려해야 한다. 큐잉을 배워야 하는 또 다른 이유는 학생의 다양한 요구 사항을 해결하기 위한 능력을 키우기 위해서다.

로스 엔젤레스에 있는 로욜라 메리마운드 대학(Loyola Marymount University)의 테레사 헤일랜드(Theresa Heiland)가 수행한 연구에 따르면, 프랭클린 메소드의 이미지를 아라베스크에 적용한 결과 무용수가 선호하는 학습법과 이미지 큐잉을 일치하는 게 논리적으로 타당하다는 결론을 내렸다. 예를 들어 무용과 시각 예술을 복수로 전공하는 학생에게 시각적 이미지를 사용하는 것이다. 연구 결과, 무용 교육자는 어떤 이미지가 학생의 실력 향상에 도움이 되는지 아닌지를 판단하고 학생에게 알릴 필요가 있다고 해석했다. 이미지가 고유수용감각과 조절 능력에 영향을 미쳐서 효과와 관계없이 학생들이 자체 평가를 낮게 할 수도 있기 때문이다(Heiland, 2013).

그러나 학생이 선호하는 학습법에 맞춘 이미지만 제공하면 선택지의 다양성과 실력향상을 제한할 수 있다. 더 빠르게 실력을 향상하기 위해서는 학생 맞춤형 큐잉을 하면서 장기적인 학습능력 향상을 위해서 다양한 학습법을 포함한 다양한 이미지를 사용하는 게 학생에게 이롭다.

또한 피드백이 효과적으로 이루어지려면 해부학 정보를 주는 것만으로는 충분하지 않다. 교육자는 큐잉이 운동에 대한 의견인지 아니면 기능적인 생체역학적 정보인지를 구분할 수 있어야 한다. 학생에게 발의 아치를 들어 올리라는 큐잉을 하는 경우, 특정 상황에서만 적절한 큐잉이다. 교육자는 이 큐잉이 필요할 때가 언제인지를 알아야 한다. 발의 아치는 힘을 흡수하고 분산하기 위해 존재한다. 한 발로 균형을 잡는 등 발에 하중이 더해졌을 때 아치를 높이라는 큐잉을 한다면, 움직임이 쉬워지기는커녕 더 어려워진다. 평발이 좋다는 이야기가 아니라 체중을 지탱하기 위해 발이 그 상황에 적응할 필요가 있다는 말이다.

다음은 사실처럼 들리지만, 문제를 일으킬 수 있는 일반적인 큐잉의 예시이다. "척추를 늘이세요", "골반을 들어 올리세요." 이상적인 자세에서 척추는 기본적인 최적의 길이를 가지고 있고, 본연의 모양에 따라 균형을 유지한다. 그러나 척추 곡선의 한 가지 기능은 탄력 있게 힘을 흡수할 수 있도록 하는 것이다. 예를 들어 걸을 때 척추의 곡선이 약간 깊어졌다가 얕아지며 힘을 흡수한다. 이 자연스러운 움직임을 방해하는 큐잉을 한다면, 큐잉은 본래 목표했던 효율적인 움직임을 방해한다.

걸을 때 엉치뼈는 힘을 흡수하기 위해 고개를 끄덕이는 것처럼 약간 움직이게 된다. 척추의 기저부가 엉치뼈이기 때문에 엉치뼈가 앞끄덕임

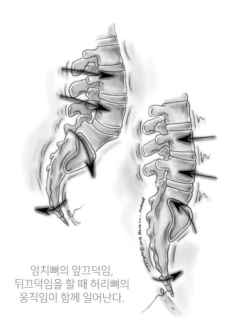

엉치뼈의 앞끄덕임,
뒤끄덕임을 할 때 허리뼈의
움직임이 함께 일어난다.

이라는 동작을 하게 되면, 걸을 때마다 척추의 곡선이 깊어진다. 이 움직임은 그림에서 보이는 것처럼 눈에 띄는 움직임은 아니지만 척추가 항상 같은 길이를 유지하는 게 아니라 상황에 따라 적응할 필요가 있다는 것을 보여준다.

우리 몸은 걸을 수 있도록 진화했기 때문에 걷는 것이 기능적 움직임의 좋은 예시가 될 수 있다. 골반을 들어 올리라는 큐잉은 엉치뼈가 뒤끄덕임을 하게 만들어서 천장관절의 안정성을 떨어뜨리기 때문에 보통 골반기저근이나 복근을 과하게 긴장시킨다. 큐잉을 더 정확하게 하려면 엉치뼈를 제외한 골반을 들어올 리는 것이다. 이 큐잉을 할 때 전제 조건은 골반의 기능적 해부학을 학생에게 충분히 설명하고, 학생이 그 정보들을 이해했다는 것이다.

아래 그림에서는 발레의 플리에라는 동작을 하는 동안 엉치뼈와 골반 반쪽의 관계 중 기능적인 움직임에 초점을 맞춘 것이다. 여기에서 엉치뼈의 앞끄덕임이 일어날 때 골반 반쪽은 반대로 움직인다(왼쪽 그림). 골반을 들어 올리거나, 힘을 주어서 잡거나, 뒤로 기울어서 엉치뼈가 앞끄덕임을 하지 않으면, 엉덩관절이 굉장히 뻣뻣해진다. 골반 전체가 아래로 움직인다고 하더라도, 엉치뼈에 대해서 골반 반쪽이 위로 올라가는 상대적인 움직임이 존재한다. 그림에서 다리를 뻗어 올라갈 때 반대 상황이 되는 것을 볼 수 있다. 엉치뼈가 뒤끄덕임을 하면, 골반 반쪽은 상대적으로 아래로 움직인다(오른쪽 그림).

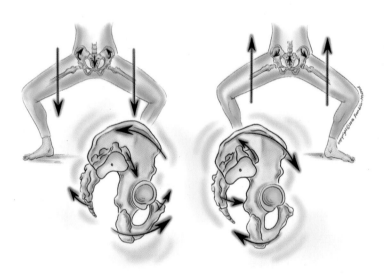

엉치뼈의 앞끄덕임, 뒤끄덕임에 대한 골반 반쪽의 상대적 움직임

큐잉의 효과가 없을 때

큐잉이 효과가 없다면 학생들이 주어진 동작을 하는 데에 생리적 한계가 있기 때문일 수 있다. 큐잉은 학생의 운동 제어 시스템을 바꾼다. 운동 제어는 학생이 뇌를 사용하여 근육, 뼈, 관절들을 조절하는 과정이다. 그러므로 아무리 큐잉을 잘 해도 효과가 없다면 생리적 한계때문일 수 있다는 것을 염두에 두자. 여러 가지 이유가 있겠지만, 보통은 근막의 움직임이 제한되었거나, 뻣뻣한 근육과 관절낭, 장기의 유착 등이 원인이 될 수 있다.

이런 경우에는 공 위에서 구르거나, 스트레치나 마사지하는 등 몸을 풀어주는 것이 도움이 될 수 있다. 내가 이미지 수업에서 셀프 터치를 많이 사용하는 이유 중 하나는 셀프 터치가 움직임의 체화와 협응력을 향상하는 동시에 생리적 한계까지도 해결하기 때문이다.

아니면 동작 자체가 학생의 수준에 비해 너무 복잡하기 때문에 큐잉이 효과가 없을 수 있다. 이 경우에는 원하는 동작을 할 수 있는 능력을 키우도록 쉬운 동작이나 준비 동작이 필요하다.

큐잉의 적절한 양 조절

적절한 양의 큐잉을 하는 것은 지금까지 여러 번 언급한 중요한 문제이다. 이 질문의 답은 가르치는 학생의 수준에 달려 있다는 것이다. 너무 많은 큐잉으로 학생을 압도해서는 안 된다. 동시에 적절한 큐잉을 주지 않아서 학생이 동작을 잘못하게 두어서도 안 된다.

적당한 양의 큐잉은 교육자의 경험, 수업에 참석한 학생의 수, 학생의 수준에 따라 다를 수 있다. 수업에 학생이 너무 많으면 교육자는 단순히 동작을 외칠 뿐 큐잉이 아예 없는 상황과도 같다. 대규모 요가 수업의 맨 뒤에서 수업을 들었던 기억이 있다. 교육자는 시각 정보를 운동 감각 정보로 전달해 주기 위해서 최선을 다했지만, 사람이 너무 많아서 무슨 일이 일어나는지 보는 것조차 어려웠다. 교육자는 다른 큐잉은 주지 않았다. 내가 볼 때 꽤 많은 참가자가 몸에 해로울 정도로 발을 과하게 외회전하고 무릎을 뒤틀어서 동작을 하고 있었다.

분명 이런 상황보다는 개인수업이 바람직하지만, 개인수업에서는 너무 많은 큐잉을 하지 말아야 한다는 어려움이 있다. 쏟아지듯 나오는 큐잉은 학생에게 쫓기는 듯한 느낌을 주고, 동작이 편하게 느껴지지 못하게 한다.

큐잉의 타이밍

대부분의 경우 동작을 보여주고, 교육자가 학생을 관찰하고, 동작이 끝날 때쯤 큐잉을 한다. 하지만 교육자가 학생의 성향이나 어디에서 어려워하는지 알고 있는 경우에는 동작을 하기 전부터 큐잉을 주기도 한다.

어떤 교육자는 움직이는 동안 큐잉을 하기도 한다.

다음과 같은 순간에 큐잉을 할 수 있다.

- 동작을 시작하기 전
- 동작을 하는 중
- 동작이 끝나고 나서
- 동작 몇 가지가 끝나고 나서
- 수업을 마치고 나서

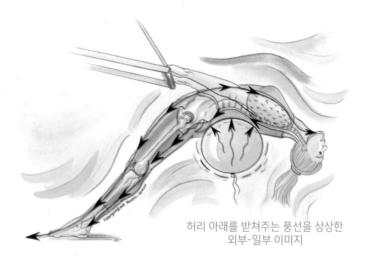

허리 아래를 받쳐주는 풍선을 상상한
외부-일부 이미지

운동 처방 대 기능을 체화한 움직임

빗장뼈를 제대로 움직이지 않는 사람이 있다고 해보자. 빗장뼈가 흉곽에 "고정"되어 있으면, 척추와 다른 부분에서 필요 이상의 움직임을 통해 보상작용을 일으킨다. 이때 교육자는 이 문제를 어떻게 해결해야 할까?

- 스트레칭을 하고, 긴장된 근육을 이완해주거나
- 빗장뼈의 자연스러운 움직임이 무엇인지 설명해 준다. 빗장뼈가 흉곽에서 미끄러지고, 들리고, 돌아가는 등의 움직임을 알려주고 간단한 동작을 시킨다.

교육자의 목표는 운동 제어를 재교육하고 기능이 좋아지게 하는 것이다.

스트레칭하고 나면 잠깐, 대부분 몇 시간 동안은 일시적으로 문제가 해결된 것처럼 보인다. 하지만 스트레칭은 일반적으로 뇌가 움직임을 통제하는 방식을 개선하지는 않는다. 이 연결이 부족하면 학생은 계속해서 문제를 만든 것과 방식으로 어깨를 움직이고, 같은 자세를 취할 가능성이 높다.

이상적으로, 무엇이 기능적으로 좋은 움직임인지 이해하는 데 도움을 주는 큐잉을 하고 싶다면 좋은 기능을 실제로 경험하게 돕는 큐잉와 은유법을 사용해야 한다.

학생이 기능적으로 좋은 움직임을 이해를 하고 나면 어깨를 더 의식적으로 적절하고 건강하게 움직임으로써 앞으로는 문제가 다시 반복되지 않을 수 있다.

큐잉을 할 때 최종적인 결과가 만들어지는 데 많은 요소들이 함께 작용한다는 것을 이해해야 한다. 이 요소들 중 가장 중요한 것은 교육자의 능력, 학생의 경험, 그리고 가르치는 메소드이다. 이 세가지 요소가 항상 함께 해야 하고, 이해를 돕기 위해 아래에 이들의 관계를 그림으로 그려놓았다.

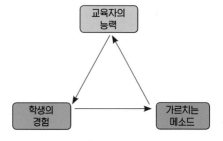

실생활로 연결되는 큐잉

학생이 수업시간에는 큐잉을 잘 알아듣고 성과를 보이지만, 며칠 후에는 큰 진전 없이 예전으로 다시 돌아오는 듯한 경험을 했던 적이 있을 것이다. 이전 수업에서 편안하고, 균형잡히고, 중심이 잘 잡혔던 학생이 다음 수업에 긴장이 가득하고 어깨를 구부정하게 한 자세로 돌아오기도 한다.

교육자가 이런 좌절감을 겪는 이유는 순간적인 변화가 실제 학습과 다르다는 것을 모르기 때문이다. 학습은 움직임과 관련한 능력과 일상 습관의 영구적인 변화가 있을 때만 일어난다.

학생들이 집으로 가서도 할 수 있는 운동과 쓸 수 있는 큐잉을 제공하면 어느 정도 문제를 해결할 수 있다. 이런 큐잉들은 단순해야 하고, 일상적인 움직임에 적용할 수 있어야 한다.

예를 들면, 교육자는 '머리가 풍선처럼 떠오릅니다', '꼬리뼈가 바닥에 닿을 정도로 길어집니다'와 같은 하루 종일 자세를 조절하는 데 도움이 되는 큐잉을 알려줄 수 있다. 무거운 무게를 더 잘 들거나, 스쿼트를 하거나, 엉덩관절과 관련한 모든 운동과 관련해서는 '유연하고 기름칠이 잘 된 엉덩관절을 생각하세요'라고 생각하게 할 수도 있다. 긴장이 많은 학생에게는 '일상생활을 할 때 크고 편안한 호흡에 집중하세요'라고 할 수 있다. 어깨에 긴장감이 많은 학생에게는 '어깨가 녹아내려요'라는 큐잉을 알려줄 수 있다. 이런 작은 마음챙김의 순간들이 일상 전반에 나타나면 영구적인 변화를 만들 수 있는 신경작용을 강화한다.

결론

교육자의 큐잉에 영향을 주는 3가지 주요 요소는 다음과 같다.

- 학생의 경험과 선호도

- 운동종목이나 움직임 메소드

- 교육자의 경험과 선호도

교육자가 스스로 답해봐야 할 3가지 질문은 아래와 같다.

- 학생의 숙련도는 어느 정도인가?

- 주어진 동작의 목표는 무엇인가?

- 이 상황에서 가장 적합한 큐잉은 무엇인가?

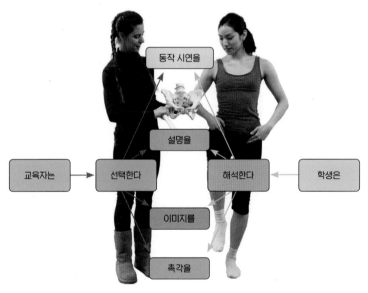

교육자와 학생 사이에 정보가 전달되는 과정 도표

기본적인 큐잉의 종류와 예시는 다음과 같다.

- 셀프 큐잉: 오늘 몸이 어떻게 느껴지나요?
- 정보를 전달하는 기술적 큐잉: 이 동작을 하세요.
- 지시형 큐잉: 이 동작을 할 때 이렇게 해보세요.
- 학생 중심 큐잉: 어떤 큐잉이 더 도움이 되나요?

마지막으로, 큐잉에 포함할 수 있는 기본적인 내용은 다음과 같다.

- 성과
- 동기 부여
- 해부학
- 은유

아래 도표는 이 책에서 설명하는 큐잉을 한 눈에 이해하도록 그렸다. 수업을 할 때 머릿속에 그려놓고 도구 상자로 사용하면 유용할 것이다.

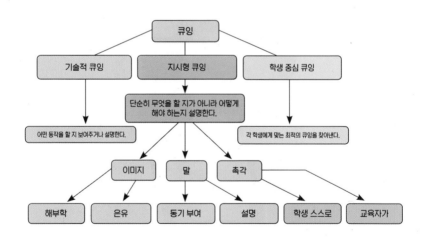

프랭클린 메소드를 배우는 방법

여러분이 운동 교육자, 물리치료사 또는 피트니스 코치로서 교육법을 더 발전하고 싶다면 최고의 증거 기반 심신 교육법인 프랭클린 메소드를 배우세요!

프랭클린 메소드 교육은 여러분이 인체를 더 잘 이해하도록 도와주고, 더 직관적이고 깊게 이해할 수 있도록 특별한 학습과 교육법을 제공합니다. 몸을 움직이기 전, 먼저 이해하는 게 중요합니다. 프랭클린 메소드는 여러분이 해부학을 깊이 이해하도록 하고, 몸과 몸의 건강한 기능을 진정으로 경험하도록 돕고, 그리고 주변 사람들이 똑같은 경험을 하도록 도와줄 수 있는 능력을 기르도록 합니다. 프랭클린 메소드를 배우면 여러분의 교육 방식에 혁신적이고, 더 많은 영감을 주고, 참여를 촉진하고, 더 나은 결과를 만들어냅니다. 교육 과정에서 무용, 요가, 필라테스, 무술, 승마, 물리치료 또는 다른 유형의 운동 종목과 같은 기존 지식에 프랭클린 메소드를 통합하는 법을 배우게 됩니다. 프랭클린 메소드는 지금 하는 수업에 바로 적용할 수 있는 움직임과 짧은 교육 내용으로 가득합니다.

- 부상을 방지하고 고객의 긍정적인 변화를 이끌어내는 법을 배웁니다.
- 과학적 근거가 있는 이미지를 통해 성과를 향상합니다. 프랭클린 메소드는 연구의 최첨단 분야입니다.
- 몸의 작동 방식을 이해하고, 이 지식을 다른 사람들에게 가르치는 방법을 배웁니다.
- 실제 교육에서 사용할 수 있는 방법을 배웁니다.
- 멘토링 그룹과 동료들끼리의 학습을 통해서 티칭 기술을 향상합니다.
- 에릭 프랭클린과 프랭클린 메소드 교육자팀에게서 직접 배울 수 있습니다.

프로그램은 3일, 10일, 21일 간의 교사 교육 자격증 과정이 있고, 온라인 및 오프라인으로 수업합니다.

더 많은 정보를 원하시면 www.franklinmethod.com 을 방문하거나 다음 QR 코드를 사용해서 뉴스레터에 등록하세요.